孩子会吃，长高不胖又健康

刘松丽 —— 著

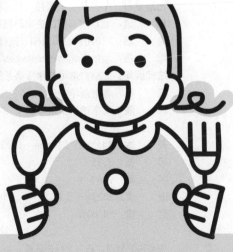

中国妇女出版社

图书在版编目（CIP）数据

孩子会吃，长高不胖又健康 / 刘松丽著. -- 北京 ：
中国妇女出版社，2022.6
ISBN 978-7-5127-2096-1

Ⅰ.①孩… Ⅱ.①刘… Ⅲ.①学龄儿童－营养卫生
Ⅳ.①R153.2

中国版本图书馆CIP数据核字（2022）第002009号

责任编辑： 陈经慧
插画作者： 王培涵
封面设计： 末末美书
责任印制： 李志国

出版发行： 中国妇女出版社
地　　址： 北京市东城区史家胡同甲24号　　邮政编码：100010
电　　话： （010）65133160（发行部）　　65133161（邮购）
邮　　箱： zgfncbs@womenbooks.cn
法律顾问： 北京市道可特律师事务所
经　　销： 各地新华书店
印　　刷： 北京通州皇家印刷厂

开　　本： 145mm×210mm　1/32
印　　张： 7.25
字　　数： 138千字
版　　次： 2022年6月第1版　　2022年6月第1次印刷
定　　价： 58.00元

如有印装错误，请与发行部联系

序 言
PREFACE

良好的营养是孩子生长发育的基础，但这并不意味着营养越多越好。一方面，过多的食物（能量）摄入会导致肥胖，进而影响孩子正常生长发育，尤其是对心血管和内分泌系统的负面影响较大，增加患高血压、2型糖尿病、多囊卵巢综合征以及血脂异常、性早熟的风险。除非采取措施，否则大多数肥胖儿童成年后仍然会肥胖，对健康的负面影响将进一步扩大、增加。另一方面，从孩子长高的角度来讲，营养或食物的摄入也不是越多越好。研究表明，主导孩子长高的生长激素在饥饿、睡眠和运动后分泌更加旺盛。因此，养育者一定要认识到，合理营养是关键，营养不足或过多都会拖累孩子长高。

如果不重视饮食营养本身的科学性，那就很容易被无孔不入、无处不在的食品消费观念误导。比如，孩子爱吃什么就多买或多做一些，夏天给孩子买很多冷饮或雪糕降温，孩子表现好就奖励吃洋快餐，自己一忙起来就给孩子点外卖，别人家孩子吃什么自己孩子也得吃上，追捧各种有名无实的"儿童食品"，允许孩子把大部分零花钱用来买小零食——这些都会助长孩子形成不良饮食习惯。很多家长为孩子的偏食、挑食所困扰，却意识不到自己才是始作俑者。

像学习一样，孩子的饮食营养健康也要靠养成良好的习惯才行。从小没有养成好习惯，等家长意识到问题严重时很可能已经来不及，或者很难纠正了。很显然，要培养孩子良好的饮食习惯，让孩子长得高不变胖，家长首先应懂得基本的饮食营养知识，还得掌握一些选购、烹制或食用各类食物的技巧，在以身作则的基础上，加强对孩子的引导和约束。本书提供了家长需要掌握的相关知识和技巧，既简便实用，又细致入微，可操作性很强。

王兴国

2022 年 5 月

前言
PREFACE

在我小的时候，孩子能长高个儿这件事大都有点儿靠"运气"的成分。那个时代，父母工作都很忙，孩子如果能按时吃上一日三餐就很不错了；而且物质条件比较有限，尤其是北方，冬季几乎只有白菜、萝卜、马铃薯、苹果等很少的几类蔬果，孩子们都或多或少有些营养素缺乏的问题。口角炎、唇炎、口腔溃疡、牙龈出血这些差不多是北方冬季的常见病，以至于我童年记忆里的冬天，大部分同学的嘴角都是溃烂的。

如今，我们已经生活在一个物质富足的时代，家长有条件给孩子更多、更好的选择。可有些孩子不正常吃一日三餐，挑食、偏食问题很常见，肥胖或体重偏低、身高问题等也困扰着很多家长。问题出在哪里呢？

经常有家长向我咨询孩子的身高、体重等问题。当我问到孩子一年体重长了多少斤、身高长了多少厘米时，很多家长却回答不上来，他们只能凭感觉描述孩子"身高很久没长"或者"最近体重长得太快了"。

孩子长大是一个漫长又缺乏感知的过程，而且随着孩子年龄的增长，家长会逐步把精力更多地放在孩子的学业上，经常在不经意间发现孩子又长高了一头；或者有一天，偶然注意到孩子跟班里其他同学的身高有点儿差距，比同班同学胖了"两圈"，等等，这时家长才后知后觉是不是错过了什么。

在工作中，制订工作计划、按时评估工作进程是一件理所应当的事情，但生活中极少有家长会这样关注、管理孩子的身高和体重。其实，儿童的身高和体重也是一件需要持续关注和管理的事情，毫不夸张地说，关注孩子的身高、体重就是关注孩子的健康。

一个人儿童期的健康会影响其一生的健康。维护儿童健康并没有那么复杂，它跟学习和工作计划很相似。触类旁通，只要掌握一些简单的儿童营养和健康知识，了解儿童健康管理的一些步骤，稍加关注，家长就可以在孩子发育关键期给予一些必要的帮助，为孩子的健康成长助力！

目 录
CONTENTS

第 1 章　健康习惯是孩子长高不长胖的关键

第 2 章　｜　"会吃饭"让孩子长得更高、更健康

第 3 章 | **关注影响孩子长高的外界因素**

第 4 章 | 掌握更多营养技能，为健康加分

附录：

第 **1** 章

· · · ·

健康习惯
是孩子长高不长胖
的关键

· · · ·

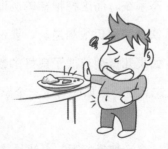

英国哲学家培根说过："习惯真是一种顽强而巨大的力量，它可以主宰人的一生。"从健康角度看待习惯也是如此。身高、体重、健康等管理得是否得当无不体现着习惯的力量，而且习惯的影响会延伸到成年。例如，一个人在儿童期养成了爱吃油炸食品和糖的习惯，肠道里微生物群中有害菌增多，进而影响肠道微生态系统，而这种糟糕的肠道微生态系统在成年后即使改变了饮食习惯仍很难逆转，要付出超乎寻常的努力才行。当然，如果儿童期养成了良好的饮食习惯，建立了健康的肠道微生态系统，就如同有了一个忠实的健康卫士，会让人受益终生。

　　什么时候培养饮食习惯最好呢？当然是越早越好。不过，即使现在才意识到习惯的重要性也不必遗憾，做任何事只要有从当下开始的意识就都不算晚，儿童健康习惯的培养亦如此。

培养好习惯的几个重要步骤

有人把培养孩子的良好习惯总结出了一个公式：早期教育花 1 千克之力 = 后期教育花 1000 千克之力。

我们日常生活中有 40% 左右的行为是习惯，可以说，习惯在左右我们的生活。当然，这其中有好习惯，也有坏习惯。好习惯需要花时间培养，坏习惯则恰恰相反，它不需要花时间养成，而且很容易在很短的时间内变得"自然而然"。这是因为好习惯多少跟"规矩"有关，需要花点儿力气才能达成——哪怕是"1 千克之力"。培养孩子的好习惯，要做好以下三步。

花"1 千克之力"培养好习惯

○○○ 第一步：识别习惯的好坏

细心观察孩子的饮食习惯，很容易发现哪些习惯很好，哪些习惯很糟糕。回顾一下这些场景：电视画面吸引了正在吃饭的孩子的注意力，有些孩子一边看电子设备一边不停地往嘴里送食物，有些孩子则把筷子拿在手里，就是不往嘴里送饭……最终，有些孩子吃得过多，生生吃胖了，有些孩子则根本没吃多少，营养不良也就慢慢形成了！

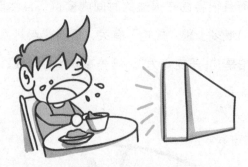

边看电视边吃饭是儿童常见的不良饮食习惯

认真观察孩子吃饭时的各种表现，而不是把注意力仅仅放在吃饭这件事本身，很容易就发现不良习惯！

○○○ 第二步：健康好习惯需要反复练习

心理学认为，一个人的动作或想法重复 21 天就会变成一种习惯。我们称之为"21 天效应"。当然，21 天只是笼统的说法，但起码可以说明习惯的养成不能一蹴而就，要在一段时间内经过不断重复的练习之后才可以养成！

在培养孩子健康习惯养成的过程中，家长要督促和陪伴，必要的时候可以通过打卡的形式帮助孩子养成好习惯。

○○○ 第三步：及时夸夸，适当奖励

培养孩子的好习惯需要家长的鼓励，因为孩子在得到正向反馈之后会更乐于执行，这对后续的持续练习很重要。

夸孩子的时候应尽量夸得具体，不要说"你真棒"，而是要夸具体的细节，例如："今天你吃了很多蔬菜，真棒！""今天你开始尝试以前从来没有吃过的蔬菜，你太棒了！""今天吃饭细嚼慢咽，棒棒的，继续加油！"

奖励也是促成好习惯形成的方法之一。适当的奖励会增加孩子在习惯养成方面的动力，把练习过程当作游戏，让孩子乐在其中。奖励的形式多样，例如，一个睡前故事、一个小礼物、一次

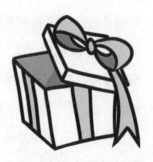

可适量奖励孩子的好习惯

全家人的周末郊游，等等。但千万记得一件事——任何时候
都不要把食物当作奖励。

"好习惯清单"，帮孩子养成健康好习惯

　　你的孩子拥有这些好习惯吗？下文列举了一些常见的儿
童饮食习惯和生活习惯，家
长可以根据孩子的具体情况
进行评价。孩子目前具有的
好习惯可以打"√"，还没
有做到的打"×"。随书附
赠的"21天儿童饮食好习
惯打卡表"可以帮助孩子进
行好习惯培养，让孩子养成

"好习惯清单"帮孩子培养好习惯

更多的健康好习惯。

- □ 不"打扫"剩菜剩饭（超重、肥胖儿童）
- □ 饭菜吃光光（消瘦儿童）
- □ 不吃油炸食品（超重、肥胖儿童）
- □ 不喝粥、汤（消瘦儿童）
- □ 三餐饮食定时定量
- □ 吃饭专注不走神
- □ 去超市选购食物先看食品标签
- □ 每天足量饮水，不等到口渴再喝水
- □ 每天运动 1 小时，是个运动小达人
- □ 每天晚上 10 点前睡觉
- □ 每餐饭用时 20 分钟左右
- □ 吃饭时先吃蔬菜
- □ 每天吃足够的蔬菜
- □ 每天喝牛奶
- □ 每天吃一次以上粗粮

养成饮食好习惯

孩子的生长发育只有短短十几年，而这十几年往往决定了孩子未来的健康走向。毕竟这十几年不但造就了孩子的健

康基础，还会完美"继承"一个家庭的饮食习惯。所以，你希望孩子继承什么样的饮食习惯？

○○○ 养成定时定量好习惯

孩子的胃口是一点点变大的，但由于饮食习惯的偏差，可能造成与同龄孩子相比胃口过大或过小。要想改变这一现状，分餐盘是一个非常好的工具。

一位妈妈告诉我，没想到她的孩子用了分餐盘之后，原来不喜欢吃的蔬菜都能吃光，每天早上还会指导她如何在分餐盘里摆放食物，周末的时候还会很认真地给食物拍照。

一个小小的分餐盘真的可以产生神奇的作用。它不但可以帮孩子养成定量的好习惯，帮孩子管理体重，还可以帮助孩子提高注意力，甚至对色彩搭配、食物美学等都有影响。

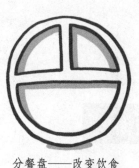

分餐盘——改变饮食
习惯的好工具

定时用餐也很重要。一日三餐，到用餐时间就应该吃饭。孩子胃口小、营养需求量大，相对营养需求高于成年人。因此，孩子不但三餐要定时，以及时获取基本能量和营养需求，还要经常通过加餐补充营养不足的部分。

分餐盘的种类很多，有三格、四格、动物形状、小汽车形状等，其材质也是五花八门，有陶瓷的、塑料的、玻璃的。相较而言，更推荐三格分餐盘，这种类型的盘子有助于孩子对食物分类的理解，帮助他们快速学会饮食搭配。当然，征求孩子的意见最重要，孩子喜欢的就是最适合的。

○○○ 养成专注吃饭好习惯

在餐厅就餐时，我们经常看到很多孩子面前摆放着手机或者平板电脑，屏幕里正播放着他们喜欢的动画片。孩子一边看动画片，大人一边往他嘴里塞几口饭。这样的孩子吃饭的时候往往很安静，不哭不闹，家长也能得到片刻安宁。这场面看似皆大欢喜，但其实隐患很多。

吃饭的时候"一心二用"很容易影响孩子消化液的分泌，影响食物的消化吸收；同时，因为孩子的注意力基本集中在电子屏幕上，导致孩子吃饭漫不经心，没有仔细感受食物的味道，对吃饭也越来越不感兴趣。

孩子吃饭的时候分心，对食物可能会囫囵吞枣，随便嚼几下就吞进去，牙齿咀嚼能力也没有得到很好的锻炼，而且因为被电子产品吸引，经常吃吃停停，无形中拉长了孩子的就餐时间。有些家长抱怨孩子吃饭的时间太长，应先回想一下问题到底出在哪里。

○○○ 学会"挑"食

这里所说的"挑"食与平时常说的"挑食"不同，它指让孩子学会挑选适合自己吃的食物，而不是单纯从口味出发。不同的食物营养价值不同，目前没有一种食物可以包含孩子生长发育所需的全部营养素，儿童生长需要的营养正是通过多样化的食物合理搭配来获得，所以学会"挑"食很重要。

学会挑选食物并不难，仅需了解不同食材的营养特点、饮食搭配的原则和方法，再学习一些搭配技巧就可以。这些内容在本书都可以找到。

想象一下，当孩子自主用餐的时候（学龄儿童大都在校吃午餐），能够在众多食物中挑选适合自己的菜肴放入餐盘，再坐下来用餐，认真地感受每一口食物的味道，这样的画面是不是很美好呢？

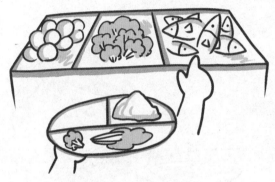

让孩子学会挑选食物

○○○ 不"打扫"剩菜剩饭

这个习惯对超重或肥胖的孩子来说格外重要。

当锅里还剩下一点儿米饭，或者盘子里还有几口菜没吃完时，该怎么办呢？很多家庭会选择分一分，吃光光。

这就是所谓"打扫"剩饭剩菜，即明明已经吃饱了，但饭菜还剩下一点儿，此时觉得将没有吃完的食物扔了可惜，便硬塞进肚子里。

人人都知道不能浪费粮食，因为"粒粒皆辛苦"，勤俭节约是中华民族的传统美德。但是，明明已经吃饱了却还要硬塞下去的行为并不是节约，而是另一种形式的浪费。例如，每天仅多吃两块红烧肉，一个月就能多长 500 克体重。吃胖之后长出来的肉也会使人体的碳排放增加，这是不是也算一种资源浪费？

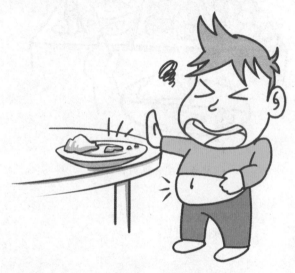

拒绝"打扫"剩菜剩饭

处理剩饭剩菜最好的办法，不是扔掉，更不是硬塞进肚子里，而是把吃不完的食物用保鲜盒密封，放入冰箱妥善保存，下一餐充分加热后食用。当然，少做一点儿，按照家人的食量适量备餐，才是杜绝"打扫"剩菜剩饭最根本的解决办法。

养成看食品标签的习惯

食品标签是食品外包装上的"说明书"，说明了该食品具体使用的原材料和营养含量，以及名称、生产日期、保质期、生产厂家等信息。其中，配料和营养成分表对消费者来说是最重要的信息，读懂它们就可以了解这款包装食品的"真实面目"。因此，学会看食品标签也是我们掌控健康的重要一步。

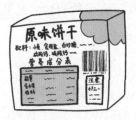

食品标签标有食品的
重要信息

○○○ 配料表

配料，也就是食品在制作过程中使用的所有原材料。预包装食品的包装上会印有"配料表"（或"配料"），并且按照国家相关标准的要求以递减顺序书写。也就是说，该食品制作中用量最多的原材料会排在第一位，用量其次多的原材料

> 配料：小麦粉，黄油，白砂糖，鸡蛋，葡萄糖浆，食用椰干，无核葡萄干，乳粉，食用盐，碳酸氢铵，食用香料，丁基羟基茴香醚。

某食品配料表

排在第二位，以此类推。

以上述配料表为例，排在第一位的是小麦粉，排在第二位的是黄油，说明该食品中用量最多的原材料是小麦粉，其次是黄油。

排位顺序代表一种食品原材料的主次关系，也从侧面反映了食品原材料的品质，配料表是消费者找到食品价值高低的根据。

○○○ 营养成分表

营养成分表是标有食品营养成分名称、含量和营养素参考值百分比（NRV%）的规范性表格，同时也是判断该食品是否值得购买的依据之一。

按规定，营养成分表上必须标示出单位重量下能量、蛋白质、脂肪、碳水化合物和钠的含量，以及所含能量或营养成分占全天推荐量的比值（NRV%）。

如下页图所示，第一列是能量及营养素名称，第二列是单位重量（可以是 100 克、100 毫升或每份）所含的能量以及营养素的数量，第三列是营养素参考值百分比（NRV%）。

项目	每100克	营养素%
能量	2130千焦	25%
蛋白质	6.2克	10%
脂肪	24.3克	41%
碳水化合物	66.2克	22%
钠	197毫克	10%

某食品营养成分表

○○○ 选牛奶，简单才是硬道理

选择牛奶最简单的方法是看配料表，除了生牛乳之外没有任何其他配料的牛奶就是"纯天然"牛奶。这种"纯天然"牛奶根据杀菌消毒的方法可以分为巴氏牛奶（也叫鲜牛奶）或者超高温消毒奶（也叫纯牛奶）。

巴氏牛奶（鲜牛奶）

这种牛奶的杀菌温度通常在100℃以下，容易在高温下损失的B族维生素通常会被很好地保留。这类牛奶的缺点是保质期很短，而且必须冷藏保存，一般保质期在3～5天，超过保质期就很容易变质。

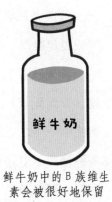

鲜牛奶中的B族维生素会被很好地保留

超高温消毒奶（纯牛奶）

这种牛奶通常指的是加热到至少132℃并保持很短时间来灭菌，再经无菌灌装等工序制成的液体产品。这类牛奶的保质期相对来说比较长，一般可以常温保存45天，有些产品甚至长达几个月。这类牛奶的缺点是杀菌温度比较高，B族维生素几乎损失殆尽。

上述两种牛奶各有优缺点，可根据自己的需求进行选择，但总体来说都不错，是非常适合家庭选择的奶制品。选购的时候注意看配料表（只有生牛乳），同时认准外包装上的"鲜牛奶"或"纯牛奶"字样。

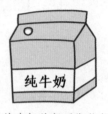

纯牛奶的保质期较长

低乳糖牛奶或无乳糖牛奶

有些孩子喝奶之后会胀气或腹泻，多半是患有乳糖不耐受。乳糖不耐受是因肠道乳糖酶缺乏或活性不足，导致乳糖进入肠道之后吸收不良，未被消化的乳糖被肠道菌群利用产气或引起腹泻。

如果孩子因为乳糖不耐受而不喜欢喝奶，建议选择无乳糖（或低乳糖）牛奶。这种牛奶在生产加工时会提前用乳糖酶将牛奶中的乳糖全部或者部分水解成葡萄糖和半乳糖（这两种糖可以直接被肠道吸收），进而解决乳糖不耐受的问题。同时，葡萄糖和半乳糖的甜度比乳糖的甜度高，口感反而更甜，也很容易被儿童接受。

风味牛奶

需要注意的是，大部分富含风味的牛奶可能并不适合孩子，哪怕包装上写着"儿童牛奶"，还是需要擦亮眼睛选择。不少商家为了迎合孩子的口味，经常在风味牛奶中添加糖，甚至添加香精、色素等食品添加剂，目的是让孩子更喜欢喝。

有些甜甜的儿童牛奶中添加了一些有益儿童健康的成分，但这并不能抵消那些"附加值"带来的后果——让孩子养成喜欢吃甜食的习惯。

牛奶，最好喝"纯天然"的！

● 小贴士

奶粉在加工过程中有一定的营养素流失，主要是维生素以及一些活性免疫物质。但奶粉也具有一定的优势。奶粉是一种非常好的营养强化载体，各种营养素跟奶粉的融合性都比较强，不会出现沉淀，也不会出现明显的口味改变。奶粉不但可以通过营养强化弥补损失的维生素，还可以通过在奶粉中添加各种不同的营养素来满足不同人群的营养需求。

○○○ 科学挑选酸奶

酸奶经过发酵后，获得了很多牛奶没有的健康优势。比如，酸奶中的蛋白质变得更容易消化，特别适合老年人、孕妇及小孩；发酵还增加了 B 族维生素的含量；发酵使牛奶中的乳糖分解为更容易消化的半乳糖和葡萄糖，推荐乳糖不耐受（喝奶后容易胀气或腹泻）的孩子选择喝酸奶；还有，酸奶中的益生菌对肠道健康非常有益。不过，大部分酸奶都需要添加糖才能获得更好的口感，有些酸奶则通过添加诸多种类的食品添加剂获得用户的青睐，还有些根本不是酸奶的酸奶饮料混迹其中，迷惑消费者。

市面上酸奶产品琳琅满目，该如何挑选呢？

看营养成分表

首先，蛋白质含量越高越好。每 100 克酸奶中的蛋白质含量大于 2.3 克就算合格的酸奶，而每 100 克酸奶饮料中的蛋白质含量大于 1 克就算合格，可见应该选择哪种产品。

其次，碳水化合物含量越少越好。牛奶的碳水化合物含量通常在 4 克 /100 克～ 5 克 /100 克，每 100 克酸奶中如果超过 5 克碳水化合物，很可能是额外添加了糖。在这种情况下，糖的添加量越少越好。近年来，由于消费者对糖的关注度越来越高，企业也研发出了不影响血糖的糖醇类酸奶，这样的酸奶也可以适当选择。大家通过配料表就可以看出哪些酸奶添加的是糖醇。

看配料表

配料表越简单越好，最好是原味酸奶。酸奶的配料表越长，意味着可能添加的食品添加剂就越多。特别是那些风味酸奶，经常会添加香精和色素。

另外，很多人比较关注酸奶中的益生菌。大部分酸奶都含有保加利亚乳杆菌和嗜酸乳杆菌，这两种乳酸菌的口感最好，但它们并不属于益生菌，不会在肠道内定植（在肠道内繁衍生息）。

由于益生菌对肠道健康效应的研究增多，近年来出现了很多益生菌酸奶，常见的是添加了乳双歧杆菌、嗜酸乳杆菌等益生菌的品种。如果是添加了益生菌的酸奶，需要额外注意益生菌菌株的数量（包装上会标示），一次食用量的酸奶中至少要含有以亿（1×10^9）为单位以上的益生菌才有价值。

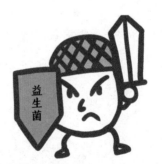

益生菌是肠道健康的
小卫士

> **◆ 小贴士**
>
> 有些家长喜欢自制酸奶，这也是不错的选择，但自制酸奶需要注意两点：
>
> 1. 要尽快吃完，即使放在冰箱里也最好不要超过3天，因为自制酸奶的食品安全不太可控。
>
> 2. 如果在酸奶中加入水果，一定要在制作完成之后再添加，因为有些水果的口味会在酸奶发酵过程中变酸甚至变苦。

○○○ 饼干的营养不如面包

饼干是很多孩子喜欢的零食，不少家庭还会把它当作早餐。可一旦你了解了饼干的营养真相，恐怕就会改变你的饮食习惯了。相比之下，面包的营养略胜一筹。

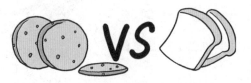

饼干和面包进行营养对比，面包的营养略胜一筹

看原料

饼干的主要原料是低筋面粉，面包的主要原料是高筋面粉。面粉中的"筋"指的是蛋白质含量，低筋面粉就是蛋白

质含量低一些的面粉，高筋面粉就是蛋白质含量高一些的面粉。在原材料上，面包略胜一筹。

看脂肪含量

饼干酥脆的口感主要来源于脂肪，几乎所有饼干都离不开大量的油脂，只有这样才会在烘焙之后产生又酥又脆的口感。面包通常不会有这么多脂肪，主要是因为面包在制作过程中需要发酵，而油会影响发酵效果，一旦油用多了，面团就发酵不起来，而饼干通常不需要发酵（除了苏打饼干），所以大部分面包，特别是比较蓬松（发酵较好）的面包脂肪含量都不高。

下图左侧这款饼干，脂肪含量高达 24.3 克 /100 克，右侧吐司面包的脂肪含量是 5.8 克 /100 克。

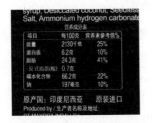

脂肪含量高的饼干营养成分表

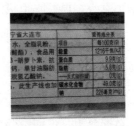

脂肪含量较低的面包营养成分表

● 小贴士

面包中也有一些油脂含量比较高的品种，需要格外小心，如牛角包、肉松面包、奶油夹心面包、甜甜圈等，它们的能量也不低。别忘了，脂肪给面包附加了好味道的同时，也给面包增加了大量能量。

看能量

高能量的食物通常指提供能量在 400 千卡 /100 克以上的食物。也就是说，当一款食物每 100 克能量超过 400 千卡就属于高能量食物。

由于食品标签上标注的能量单位是千焦，根据千卡和千焦的换算关系（1 千卡 =4.2 千焦），可以通过计算得出结论，当一款食物每 100 克能量超过 1680 千焦，就是一款高能量食物。在超市里，几乎找不到一款每 100 克能量低于 1680 千焦的饼干。

100 克面包能量在 300 千卡（1260 千焦）左右，切片面包、欧包等的能量更低一些。全麦欧包的能量和营养都接近中式面点中的馒头，是可以作为主食的。而饼干只能作为偶尔的小点心，再好吃也只能浅尝辄止。

儿童正处于生长发育期且胃容量有限，应尽可能选择营养密度高的食物。长期吃低营养的食物很容易造成营养不良和发育迟缓，如果在三餐之外大量地吃饼干，则很容易造成儿童肥胖。

看配料表，识别真假全麦面包

近年来，很多消费者都了解到全麦面包更有营养，商家也打起了全麦的主意。这时，光看面包包装上的名字有"全麦"是不够的，而应看配料表。根据配料表递减顺序书写的要求，配料表第一位是用量最多的原材料，真正的全麦面包其配料表上排在第一位的应为全麦粉，如果配料表第一位是小麦粉，就不能算作真正的全麦面包。

　　"儿童饼干"是否营养价值更高一些？不要迷信包装，那些包装好看的儿童饼干，只是为了吸引宝宝的注意，它的营养价值并不高于其他饼干。

　　自制饼干怎么样？你可以去找一款饼干的配方试做一下，一旦你知道黄油、糖和面粉的比例，相信你的热情就没有那么高了。其实，只要在饼干的制作过程中大量地加油和糖，那外面卖的和自己做的区别并不大。

○○○ 巧克力，贵的不一定是对的

　　巧克力口感润滑甜美，具有天然的香气，是大人和孩子都喜欢的零食。有很多证据表明，巧克力所含的原花青素、儿茶素、表儿茶素、槲皮素等多酚类物质对心脏有好处，所以可以适当地吃巧克力。不过，选对巧克力很关键，否则一不小心就买了一堆糖回来。

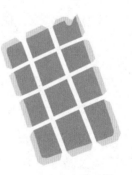

选对巧克力很关键

　　可可固形物含量

　　可可固形物含量指巧克力中来源于可可的原材料在巧克

力中所占的比例，该数值越高越好。

可可液块、可可脂、可可粉，这些都是可可固形物。简单来说，可可豆经过烘焙、碾磨等步骤制得的浆体冷却之后就是可可液块。可可液块可以进一步提取出富含可可香味的可可脂和含有生物碱的可可粉。

可可固形物含量并不是一项必须标注的项目，只有那些可可固形物含量较高的巧克力才会将其印在包装的醒目位置。可可固形物含量能够达到75%以上，就是一款很不错的巧克力，值得选购。

配料表顺序

根据配料表递减顺序书写的原则，如果配料表的第一位是糖，就表明这款巧克力的主要原料是糖，那一定要小心"甜蜜的负担"，因为糖带来的危害远远高于巧克力里那点儿多酚类物质带来的好处。根据世界卫生组织的建议，想更为健康，每天添加糖的摄入量最好少于每天摄入总能量的5%。成年人每天大概要少于25克的添加糖，如此说来，儿童摄入添加糖应少于25克，而且吃得越少越好。

白巧克力

白巧克力的主要成分是白砂糖、可可脂、奶粉等，不含可可液块或可可粉，自然不含对人体有益的多酚类物质，差不多相当于一款糖果。白巧克力的优点是可以混合多种原料和食品添加剂做出各种各样的味道，比如抹茶味、草莓味，还可以添加色素，呈现各种颜色，但是对健康没有好处。

代可可脂

有时候，厂家为了降低成本，还会使用代可可脂制作巧克力。所谓代可可脂，就是用其他植物油来替代可可脂。而代可可脂可能含有对人体有害的反式脂肪酸，摄入得越少越好。

曾经看到过一款网红松露形代可可脂巧克力，价格不菲，但配料表的前两位是植物油和白砂糖。由此可见，它不过是模仿了松露形状的巧克力味糖果而已，也说明同类食品不一定越贵越好。

小贴士

不要给孩子买散装巧克力。散装巧克力一般没有营养成分表和配料表，很难了解它的品质。当然，高品质的巧克力一般也不会做成散装形式。

不要把巧克力放入冰箱冷藏。放入冰箱的巧克力表面会出现白霜，口感会变差。

养成定时饮水、科学饮水的好习惯

· · · · · · · · ·

喝水，应该是一件再简单不过的事情，可实际调查中发现，我国约有 2/3 儿童青少年饮水不足。

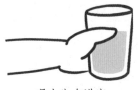

喝水也有讲究

水是人体中含量最多、最必不可少的营养素。饮水过少会造成身体失水，失水量达到体重的 2%，会感到口渴；失水量达到体重的 10%，会出现烦躁、全身无力、体温升高、血压下降、皮肤失去弹性等症状；失水量超过 20%，会引起死亡。

儿童饮水过少还会损害认知功能，影响智力发育，降低短时记忆力、注意力、反应力等。一项美国科学家发表的研究表明，当人体脱水量超过体重的 2% 时，就会对认知能力造成一定的损害，当超过体重的 8% 时，认知能力会严重下降。

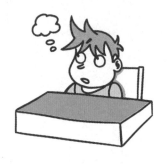

饮水不足容易分散注意力

孩子不爱喝水的习惯还会影响他成年以后的健康。饮水过少的孩子成年后患尿道炎、尿道结石等疾病的风险会大大增加。

○○○ 儿童更容易缺水

儿童正处于生长发育阶段，代谢比较旺盛，对水分需求量很大，但身体储存的水分要远远低于成年人。而且儿童活动量较大，又容易出汗，一旦未及时补充水分，就很容易导致脱水。

同时，儿童渴觉机制发育尚未成熟，也就是说儿童更不易察觉到口渴，再加上没有饮水的意识，玩起来更是忘记一切，往往口渴比较严重时才会要水喝，这些因素都会导致儿童比成人更容易脱水。

○○○ 儿童青少年每天应该喝多少水

4～6岁儿童的饮水量为800毫升/天，按每杯水200毫升左右来计算，大概相当于4杯水；

7～10岁儿童的饮水量为1000毫升/天，大概相当于5杯水；

11～13岁青少年的饮水量分别为1100毫升/天（女）和1300毫升/天（男），大概相当于5.5～6.5杯水；

14 ～ 17 岁青少年的饮水量分别为 1200 毫升 / 天（女）和 1400 毫升 / 天（男），大概相当于 6 ～ 7 杯水。

注意：上述推荐饮水量中不包括食物中的水分，例如，若每天喝 300 克牛奶是不计算在饮水量中的。

○○○ 喝什么很重要

对儿童来说，最好的饮品当然是白开水。白开水没有能量，又经济实惠，毫无疑问应该是儿童饮水的最佳选择。可实际情况是，2012 年《中国五大城市儿童青少年饮水调查报告》显示，近 3/4 的孩子更喜欢喝甜饮料。如果可以自主选择，大部分孩子都会选择喝甜饮料，喝饮料已然成为一种习惯。一项追踪 10 年（1998 ～ 2008 年）的报告显示，冷饮成为 75.7% 的 8 ～ 14 岁儿童青少年的首选零食。

大部分饮料提供的主要是糖和能量，经常喝甜饮料会带来诸多健康危害：

1. 更容易患龋齿。

2. 增加超重和肥胖的风险。

3. 成年后患糖尿病的风险增加。

4. 可能使青少年长痘痘的情况加重。

5. 容易造成儿童驼背。

6. 影响视力发育。

大部分甜饮料没有营养价值，只是为了迎合消费者口味，用香精和色素等食品添加剂调配出的一杯糖水。

美国心脏学会（AHA）2016年对于糖摄入量的建议是2岁以下"添加糖"为0，2～18岁"添加糖"每天要小于25克，而大部分饮料的含糖量都远远超过这个数字。

一瓶饮料里有多少糖？

一听350毫升的碳酸饮料大约含有10块方糖。

一瓶500毫升的含糖饮料大约含有12块方糖。

一瓶500毫升的柠檬味饮料大约含有15块方糖。

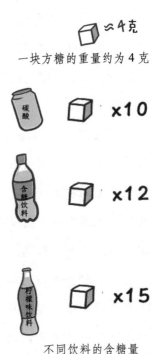

一块方糖的重量约为4克

不同饮料的含糖量

· 小贴士

夏天那些令人冰爽的雪糕、冰棍、冰激凌也要少吃，它们的本质也是饮料，只是固态（冻起来）而已。如果孩子很喜欢在夏天吃冰凉的雪糕，家长可以尝试自制酸奶水果雪糕，既卫生，营养也更有保证。

○○○ 无糖饮料可以随便喝吗

甜饮料的危害很多，是不是无糖饮料就可以随便喝了呢？所谓无糖，就是饮料中的甜味不是来自传统甜饮料中使用的白砂糖、果糖、果葡糖浆等糖类，而是来自三氯蔗糖、赤藓糖醇等代糖。

无糖饮料，听起来似乎很健康，不用担心能量摄入，还能获得甜味，可实际上并非如此。长期大量饮用无糖饮料会降低儿童对甜味的敏感度，刺激大脑摄食中枢，使儿童需要吃更多的食物才能获得满足感。还有实验证明，添加人工甜味剂的碳酸饮料摄入量与体重增长呈线性关系，也就是说，无糖碳酸饮料喝得越多，体重也越重。另外，人工甜味剂可能影响儿童的肠道菌群健康。可见，添加了甜味剂的无糖饮料和普通饮料在对健康造成的风险方面几乎没有差别。

◆ 小贴士

有很多研究发现，代糖甜味剂还会提高患代谢综合征和2型糖尿病的风险，而且对于肥胖的人来说这种风险更高。

○○○ 科学饮水小窍门

帮孩子养成定时喝水的习惯，不能单纯靠孩子自觉，最好的方法是把每天要喝的几杯水有计划地分配，并养成习惯。

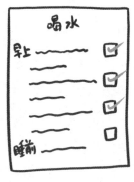

有计划地喝水

早上起床喝一杯：前一晚把水烧开，第二天早上倒出来凉一下给孩子喝。切记水温不要超过 55℃，过高的水温容易烫伤孩子娇嫩的口腔皮肤和食道。常吃温度过高的食物、喝温度过高的水还会增加患食道癌的风险。

上午课间喝一杯：家长给孩子准备好一张饮水打卡表，像课程表一样放在文具盒里，随时提醒孩子饮水。

中午饭后喝一杯：准备一个孩子喜欢的保温杯，把喝水变成一件好玩的事情，让孩子每次拿出杯子都有愉快的心情，更利于孩子养成爱喝水的习惯。

下午课间喝一杯：喝水最好小口喝，不要一次喝太多，避免频繁跑厕所，特别是在校期间。最好的计量方法就是大概掌握喝水容器的容量。比如，孩子在学校使用的保温杯容量是 300 毫升，每次课间喝一点儿，全天喝完两保温杯的水就差不多了，对孩子来说也比较好记。

放学回家喝一杯：汗液中 98% ～ 99% 的成分都是水，如果孩子有固定的体育训练项目或者跟同学一起玩得满头大汗，饮水量还需要增加。

晚上睡觉前喝半杯至一杯：即使进入梦乡，机体依然在工作，皮肤缓慢地挥发水分，肾脏一直在合成尿液，水分在持续流失。所以，睡前喝点儿水是很好的习惯，可以避免夜间身体缺水，特别是北方比较干燥的冬季。但需要注意的是，儿童睡前不宜饮水过多，尿液过多可能影响睡眠。

• 小贴士

肥胖的孩子往往饮水不足，同时伴随含糖饮料摄入过多的问题。有研究表明，儿童肥胖程度越高，对水的需求量越多。肥胖儿童能量消耗和排汗量都高一些，因此应摄入比推荐量多一些的水分。

养成规律运动的好习惯

· · · · · · · · ·

运动能带给孩子诸多健康效应，例如，可以提高心肺功能、增强体质，可以降低体脂含量，可以降低超重 / 肥胖儿童体质指数、总脂肪量及腹部脂肪量，等等。当然，运动最直观的好处是有助于长个儿，仅仅身高这件事情，爱运动的孩子和不爱运动的孩子往往能相差 10 厘米左右。

活泼好动是大部分孩子的天性，如果孩子经常久坐、不爱运动，家长要分析一下孩子不爱动的具体原因。比如，是否使用电子产品时间过长，它们持续吸引了孩子的注意力；还是每次孩子在沙发上蹦跳或在房间里跑来跑去的时候都被家长呵斥。另外，家长还要看一下是否存在自身原因，比如，你会跟孩子一起做游戏吗？你会陪孩子一起运动吗？

○○○ 运动对儿童有什么好处

可以帮助孩子提高学习成绩

有些家长认为运动会耽误孩子的学习时间，平时没有必要花时间运动。有研究证明，运动有益于儿童的脑结构、脑功能和认知发展，经常运动的孩子在知觉技能测试、发展水平测试、智商测验和学业成绩上表现得更好。

可以帮助孩子提高抗压能力

每个人都会面对压力，孩子也一样。学会缓解压力是每个人的必修课。不少成年人因为不会缓解压力，在遇到问题的时候经常通过抽烟、喝酒、暴饮暴食等不良习惯来解决压力问题。

运动是通过不断的弱刺激，释放身体和心理上的压力。运动还会产生让人心情愉快的多巴胺，并且在运动之后还能持续地释放多巴胺，让人保持愉悦心情。

运动还会对儿童心理健康产生多方面的有益影响，如提升自尊，加强自我认识，减少焦虑、紧张、抑郁等。经常运动的孩子社交能力也比较强，容易结交朋友，也很容易快速融入集体，发展团队合作技能，等等。

运动的好处这么多，还不想试试吗？

小贴士

久坐行为对孩子的危害很大，会导致孩子运动能力变差，身体协调能力下降。久坐行为还很容易造成孩子肥胖，导致孩子社会适应性变差，影响自尊心。

从现在开始，让孩子每隔一段时间站起来动一动，不要养成久坐的习惯。

○○○ 合理选择适合孩子的运动项目

运动跟食欲也有关联，有些运动可促进食欲，有些运动则可抑制食欲。想增重的孩子，可以通过适当运动刺激食欲，增加进食量；想减肥的孩子，可以通过适当的运动抑制食欲。不过，如果选错了运动类型，可就适得其反了。

相对来说，低强度运动可以促进食欲，中高强度运动可以抑制食欲。如何区分运动的低强度和中高强度呢？最简单的方法就是看心率。心率在每分钟 120 次以下，或者运动时的心率比安静时的心率每分钟增加 30 ～ 40 次，就属于低强度运动；每分钟心率达到 140 ～ 150 次，就是较高强度的运动。

那如何测定心率呢？

最简单的方法就是使用智能电子设备，如运动手环，运动时戴在孩子的手腕上，测试的结果可以直接显示出来，简单方便。

如果没有运动手环，也可以自己简单计算一下，具体方法为：先测一下孩子安静状态下的心率。正常人的脉搏和心率是

利用运动手环测心率最简便

一致的，即每分钟脉搏跳动的次数就是心率。计数 10 秒钟桡动脉（手腕上的脉搏）或颈动脉脉搏跳动的次数，再乘以 6，就是 1 分钟静态下心率。运动 5 分钟之后即刻用同样的方法

再测一下心率，就可以对比出运动强度。

当然，每个个体都存在差异，孩子自己的感受才是最准确和敏感的。多尝试一下不同的运动，之后再观察和询问孩子运动后的感受。

低强度运动：呼吸频率稍有加快，但是仍然感觉很轻松，例如，步行。

中等强度运动：呼吸比平时急促，心率也较快，有微微出汗的感觉，可以说话但不能唱歌，例如，普通速度骑自行车、快步走、滑冰等。

高强度运动：呼吸更急促，而且停止运动后调整呼吸一段时间才能够说话，例如，搬运重物、快速跑步、激烈的球类运动等。

小贴士

适合增高的运动：包括髋关节、膝关节和踝关节参与比较多的一些运动，简单来说，就是下肢肌肉群参与比较多的运动。例如，跳绳、游泳、骑自行车，以及足球、篮球、排球等各种球类运动都很适合。另外，建议家长陪孩子做一些摸高类的游戏，也特别适合生长发育期的儿童。

○○○ 儿童运动时间的几个建议

早晨上课前

早晨上课前运动一下，有助于提高学习效率。有不少孩子每天提前到学校操场跑两圈，也是不错的运动习惯。

下午 4 点左右

下午 4 点左右在学校运动，或者 4 点左右放学回家后运动都是可以的。运动一会儿再写作业，消耗了多余的精力，可以让注意力更集中，提高写作业的效率。

晚餐前

饭前运动会消耗糖原（葡萄糖在肝脏和肌肉的储存形式），进餐又可以很快补充糖原，有利于提升身体储备糖原的能力，进而提高儿童的运动能力。但记得要在黄金时间（运动后 2 小时）内进餐完毕。

不建议睡前运动

运动会导致身体核心温度升高，刺激大脑，使其处于兴奋状态。一般情况下，运动后 4 小时核心温度才会降下来，所以晚饭前后是儿童运动最后的时间点。如果睡前运动，会很长时间都睡不着，影响睡眠。

推荐儿童每天至少进行60分钟以上的中等强度和高强度的身体活动，包含每周3天以上的肌肉力量训练和骨健康的抗阻运动，如俯卧撑、引体向上等。可以采用碎片化的运动方式，不一定拿出整块的时间。但无论是何种形式或者强度的运动，每次应该至少运动20分钟以上。

○○○ 儿童运动需要注意什么

量力而行

帮助孩子培养一项他喜欢的、能够坚持的运动非常重要，千万不要强迫孩子进行难度太大的运动，让孩子觉得运动太难、太累，再也不想运动。相比挑战难度，提高孩子的运动兴趣，从一点一滴开始让孩子喜欢运动是最重要的。

适度锻炼，循序渐进

孩子刚开始运动时可以定一个难度低、运动量小，踮踮脚就能够到的目标。例如，孩子刚开始跳绳只能跳 3 分钟，定一个 4 分钟的目标就可以，随着运动能力的提高逐步增加强度，让孩子觉得运动并不是件难事。

降低运动门槛，马上行动

运动可以随时随地开始，不需要有多专业的装备，一套运动服、一双运动鞋，随时可以开始。运动器具更简单，跳绳就是一项特别好的运动，只要一根跳绳，随时随地都可以开始运动。

养成良好的睡眠习惯

充足、良好的睡眠可以帮助我们恢复免疫、神经、骨骼、肌肉等系统的能力，以及情绪、记忆和认知能力，这些对于儿童尤为重要。但是，中国睡眠与儿童健康项目组的一项调查显示，我国各年龄段儿童均普遍存在睡眠不足和睡眠质量问题，儿童睡眠时间不足发生率超过 70%。

当睡眠不足，儿童语言、创造力和注意力都会受到影响，进而影响学习成绩。睡眠不足还可能造成儿童情绪调节障碍、

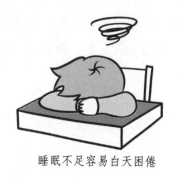

睡眠不足容易白天困倦

抑郁、焦虑等问题。

当然，睡眠不足也会影响儿童的身高和体重发育。

○○○ 睡眠对儿童身高、体重的影响

与身高发育关系最密切的激素莫过于生长激素。生长激素的分泌是脉冲式的，也就是一波一波地分泌。这种脉冲式分泌主要发生在夜间，占生长激素日产量的 85% 以上，特别是晚上深睡眠期间分泌的生长激素较多。所以，儿童的入睡时间很关键，晚上 11 点左右是生长激素分泌比较旺盛的时期，这个时间最好在深睡眠期。儿童最好在晚上 10 点前入睡，否则睡得不好，真的会耽误长个儿。

睡得不好，孩子的体重也会受影响。2002 年，美国一项针对 11 ～ 16 岁青少年的研究发现，睡眠时间每减少 1 小时，发生肥胖的概率就增加 80.0%。2016 年一份中国 7 ～ 18 岁儿童肥胖或超重影响因素相关文献分析显示，睡眠时间不足是

中国 7 ～ 18 岁儿童肥胖或超重的危险因素。

深睡眠期间，身体会分泌与体重有关的激素——瘦素和胃饥饿素。瘦素和胃饥饿素是调节食欲和身体能量的激素。瘦素，顾名思义是让人瘦的激素，它可以抑制食欲并促进能量消耗；胃饥饿素，是让人感受到饿的激素，它能够刺激食欲。有研究结论认为，当睡眠不足时，瘦素分泌会减少，而胃饥饿素会增加，这就意味着控制体重的激素作用减少，同时胃口大开，自然就更容易胖。

○○○ 儿童每天睡多久合适

美国睡眠医学学会认为，不论是 4 个月大的婴儿，还是青少年，他们都需要更多的睡眠时间，并给出相应的睡眠时间建议，如下表所示。

美国睡眠医学学会睡眠时间建议	
年龄	睡眠时间
4 ～ 11 个月	12 ～ 16 小时
1 ～ 2 岁	11 ～ 14 小时
3 ～ 5 岁	10 ～ 13 小时
6 ～ 12 岁	9 ～ 11 小时
13 ～ 18 岁	8 ～ 10 小时

2017 年 12 月我国发布的《义务教育学校管理标准》中规定，小学生每天 10 小时、初中生每天 9 小时的睡眠时间。

当然，睡眠时间也不是越长越好，睡眠时间过长容易引发情绪问题。

○○○ 提高睡眠质量的小窍门

睡前不看电子产品

所有电子产品上的 App 和网络平台都在想方设法吸引人们的注意力，成年人都很容易刷起手机没完，何况是自制力欠缺的孩子。电子屏幕发出的蓝光不仅损害孩子的视力，同时会使大脑细胞兴奋，导致孩子很长一段时间内难以入睡。

睡前一起看书的亲子时光

睡前看书是一个非常好的习惯，最好是亲子阅读，家长陪伴在孩子身边，一起看书。当然，让孩子自主阅读也没问题。最主要是营造一种安静阅读的氛围，这样做有助于入睡。需要注意的是，看书时灯光不要太暗，更不要躺着看书。

养成睡前阅读的习惯

不要开灯睡觉或给孩子准备夜灯

睡眠是受昼夜节律影响的生命活动，每天清晨伴着朝阳醒来，每晚伴着月光入睡，是很自然的事情，这是人类进化的本能。如果开灯睡觉或房间放置夜灯，很容易影响睡眠时各种激素的分泌，进而影响儿童的身体发育，所以不要开灯睡觉或给孩子准备夜灯。

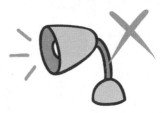

不要开灯睡觉

养成烹饪好习惯，健康饮食"最后一公里"

· · · · · · · · · ·

健康的烹饪就一定能获得好的营养吗？不一定！合理营养必须通过合理烹饪才能实现，否则反而会对健康造成危害。

○○○ "盐多必失" ——吃盐多的危害

五味——酸、甜、苦、咸、鲜中，咸味是菜肴最基本的味道。盐不但能呈现咸味，还能改善食物的风味，例如，鲜美的海鲜，如果没有咸味，恐怕就只剩腥味了。盐还具有防腐

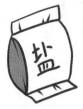

作用，高浓度的盐水使细菌等微生物无法生存。我国古代就开始利用盐的特性制作咸菜、咸鱼等不易变质的食物，也研制了很多特殊风味的美食。

饮食要注意控盐

没有盐，注定"食之无味"，不过盐吃多了也会损害健康。

高血压

2018 年，我国成人高血压患病率达到 27.5%，几乎是每 4 个成年人中就有 1 个高血压患者，并呈现逐年递增的趋势。不要以为孩子们还小，他们终究要长大，儿童期养成的重口味随着年龄的增长只会变得越来越重。

增加钙的流失

钙是构成骨骼和牙齿最重要的营养素之一，多吃盐会影响长个儿。

影响锌元素吸收

锌是儿童生长发育必不可少的营养素，锌摄入不足，会导致儿童生长发育迟缓或智力发育迟缓。

增加肾脏负担

盐摄入过多还会造成肾脏负担加重、胃黏膜损伤等危害。

○○○ 儿童每天应该吃多少盐

据 2015 年的一项调查显示，目前我国家庭烹调用盐摄入量平均每人每天 9.3 克，远超过机体每日的需要。那儿童每天应该吃多少盐呢？

1 岁以内不要添加任何盐和调味品，天然食物和母乳中含有的钠可以满足婴儿的生长发育需要；2 ～ 3 岁，每天不要超过 2 克盐；4 ～ 5 岁，每天不要超过 3 克盐；6 ～ 10 岁，每天不要超过 4 克盐；11 岁以上，每天不要超过 5 克盐。

需要注意的是，很多调味品中都添加了盐，例如酱油、大酱、豆豉、蚝油等，这些都需要计算在每天的盐摄入量中，做合并计算。

下面为大家简单换算一下常见调味品中的盐：

● 10 克大酱 ≈ 1.5 克盐

● 15 克蚝油 ≈ 1.5 克盐

● 15 毫升酱油 ≈ 2.5 克盐

● 5 克味精 ≈ 1 克盐

● 5 克鸡精 ≈ 1 克盐

- 5 克浓缩鸡汁 ≈ 2.4 克盐
- 5 克鸡粉 ≈ 2 克盐

○○○ 家庭烹饪中的控盐小技巧

在日常生活中，利用一些烹饪技巧可以帮助大家控制盐的摄入量，同时可以让食物呈现美味。

烹调少用糖

甜味和咸味可以互相抵消，1% ～ 2% 的食盐溶液中添加 10% 的糖，几乎可以完全抵消咸味。所以，少做红烧类的菜肴，因为加白砂糖或冰糖之后要加入更多的盐才能呈现出咸味。

适当多用醋

醋味可以强化咸味，在 1% ～ 2% 的食盐溶液中添加 0.01% 的醋酸就可以感觉到咸味更强，因此烹调中适量加入醋调味可以减少食盐的用量，从而有利于减少钠的摄入。例如，醋熘白菜、醋熘土豆丝、老醋拌凉菜等。

用盐勺

利用定量盐勺控盐

计量单位为 2 克的定量盐勺，基本上是一个成人一餐的用盐量。

可以用盐勺计算用盐量。例如，家有 2 个成年人、1 个儿童，一餐饭不论做几道菜，一共只能用 5 克盐。当然，5 克盐中应包括酱油、蚝油等调味品折算成盐后的用量。

适量吃肉，多吃蔬菜

肉类相对比较吸盐，要早放盐才能入味，而蔬菜相对比较省盐，特别是绿叶蔬菜，出锅前放盐，盐粒包裹在蔬菜表面，可以减少用盐量。因此，应多吃蔬菜。

多吃蔬菜也是控盐的好方法

少吃腌制食品

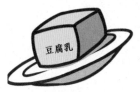

应少吃豆腐乳等含盐量高的风味食品

咸菜、酸菜、豆腐乳、咸鸭蛋这类风味食品含盐量超高，一只咸鸭蛋差不多含 4 克盐，已经超过成人每天一半的用盐量。一些小零食，如话梅、海苔、蜜饯、鱼片、鱿鱼丝、牛肉干等也是高盐食品，都要少吃。

选用低钠盐

低钠盐是使用一部分氯化钾替代氯化钠。氯化钾也带有一定咸味，低钠盐相当于在不改变咸味的情况下减少了钠的摄入量，增加了钾的摄入量。

儿童应少喝汤

汤并没有人们想象中那么有营养（只有少量的营养素），基本上除了盐就是油，一碗汤里至少含 0.5 克盐，两碗汤就相当于额外喝进去 1 克盐。

○○○ 儿童每天应该吃多少油

烹调油所含的必需脂肪酸（亚油酸和 α- 亚麻酸）对于儿童大脑及视网膜发育格外重要。但是，我们所需要的必需脂肪酸的量并不大，过多摄入脂肪会造成儿童肥胖，同时也会产生自由基，对健康反而不利。所以，烹调油适量很重要。儿童每天应该吃多少油呢？

- 7 ~ 12 月龄：每天摄入 5 克 ~ 10 克油。
- 2 ~ 3 岁：每天摄入 10 克 ~ 20 克油。
- 4 ~ 5 岁：每天摄入 20 克 ~ 25 克油。
- 6 岁以上：每天摄入 25 克 ~ 30 克油。

○○○ 每个家庭应该有"三瓶油"

食用油，家家户户都有，但大部分家庭用油都很单一。从营养角度出发，每个家庭的厨房都应该备有"三瓶油"，是哪三瓶油呢？

家中常备"三瓶油"对健康很有利

一瓶是富含必需脂肪酸亚油酸的食用油，常见的有花生油、玉米油、大豆油、菜籽油等，这些也是中国家庭中最常见的食用油；一瓶是富含油酸的食用油，流行病学调查证明，油酸可以升高高密度脂蛋白胆固醇，降低低密度脂蛋白胆固醇，对心脑血管系统具有保护作用，常见的有橄榄油、油茶籽油等；一瓶是富含 α - 亚麻酸的食用油，α - 亚麻酸不仅是必需脂肪酸，还能调节血脂，与富含亚油酸的食用油互相平衡，发挥免疫调节、抗炎、调节血压等作用，常见的有亚麻籽油、紫苏籽油、山核桃油等。

小贴士

必需脂肪酸指机体不能合成，必须从食物中获得的脂肪酸，是健康饮食必不可少的营养素。目前必需脂肪酸有两种：一种是亚油酸，另一种是α-亚麻酸。

○○○ 如何健康用油

要想健康长寿，生活中要适量吃"好油"，少吃"坏油"。"好油"是指上文提到的"三瓶油"，"坏油"是指富含反式脂肪酸、饱和脂肪酸的食用油，如氢化油、起酥油、猪油、黄油、椰子油等，特别是氢化油、起酥油，在加工食品中经常可以看到它们的身影。因此，在购买预包装食品时，应仔细阅读配料表，尽量避免食用含有这些"坏油"的食品。

关于健康吃油的一点儿建议：

1. 无论哪种食用油，主要成分都是脂肪，吃多了都会让人发胖，适量吃即可。

2. 少吃油炸和煎烤食品，油炸食品是油摄入超标的主要来源，而且油炸和煎烤食品会产生致癌物。

3. 尽量购买小包装的食用油。保证食用油新鲜也很重要，时间过长，再好的油也会变质，产生对身体有害的物质，失去食用价值。

4. 植物油的不饱和脂肪酸很容易氧化变质，储存时要注意避光保存。

第**2**章

• • • •

"会吃饭"
让孩子长得更高、
更健康

• • • •

CHAPTER
TWO

人的一生差不多要吃掉 60 吨食物（包含饮水），健康或者不健康，胖或者瘦，自然跟这些食物脱不开干系。所以，"会吃饭"就会让孩子长得更高、更健康!

让孩子懂得食物多样化

• • • • • • • • • •

"这孩子吃饭真好，真让大人省心"，很多家长都喜欢听别人这样夸自己的孩子。没错，对于挑食、偏食的孩子，妈妈们为了让孩子多吃点儿，总是换着花样地做饭，真是操碎了心。还有些家长倒不用为孩子吃饭发愁，孩子就连随便做的素面也吃得又多又香。但这样就是好吗? 也不一定。

对于孩子吃饭这件事，家长要学会合理搭配，给孩子准备合适的食物。孩子更要学会控制饮食、合理选择食物，不能毫无节制，吃起来没完。

食物是大自然的礼物，每一类食物都是人类在数万年间的进化过程中逐渐选择出来的。让孩子懂得食物多样化，学会合理搭配，才会身体健康。

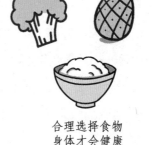

合理选择食物
身体才会健康

○○○ 什么是食物多样化

儿子特别喜欢吃砂糖橘，有一天回家的路上他问我：

"妈妈，如果每天只吃砂糖橘，会有什么问题？"

"会营养不良，因为水果几乎没什么蛋白质。"我漫不经心地回答道。

"如果只吃砂糖橘和肉呢？"他又继续追问。

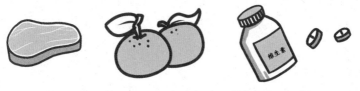

肉＋水果＋维生素补充剂≠营养全面

"那也不行，还有很多维生素、矿物质也没有吃到。"我开始有点儿不耐烦了。

"那如果吃肉、砂糖橘，再吃点儿维生素、矿物质补充剂呢？"儿子锲而不舍地继续问道。

我突然愣住了，心想，这真是一个好问题呀！他的潜台词是——如果我只吃喜欢的食物，那会怎么样呢？

给大家出一道选择题：如果食物选择不当，可能会发生什么样的问题？

A. 瘦弱、营养不良

B. 超重或者肥胖

C. 个子长不高

D. 皮肤长痘痘

E. 免疫力低下，患各种疾病

答案是，以上问题均可能发生。

到目前为止，世界上没有任何一种食物可以满足人类需要的所有营养素，就像每个人有自己的特点一样，每一类食物也有自己的营养"特长"，如下表所示。

各类食物所含关键营养素

食物类别	提供的关键营养素
谷类	碳水化合物、B 族维生素、膳食纤维
蔬菜	叶酸、维生素 C、胡萝卜素、钾、膳食纤维
水果	维生素 C、胡萝卜素、钾、膳食纤维
鱼类和海鲜	蛋白质、DHA 和磷脂、锌、铁、维生素 A
畜禽肉类	蛋白质、铁、锌、维生素 A、磷脂
蛋类	蛋白质、锌、维生素 A、磷脂
大豆和坚果	蛋白质、磷脂、钙、锌
奶类	蛋白质、钙、锌
油脂	亚油酸、亚麻酸（可转化为 DHA）
加碘盐	钠、碘

针对不同人群对各种营养素的需求量，再结合不同食物的营养特点，最终构成了不同人群的膳食模式。所谓膳食模式，简单来说就是每天吃什么、吃多少。食物多样化正是健康膳食的基础。

食物多样化包含两个层面：第一个层面是食材类型的多样化，主食、蔬菜、水果、坚果、鱼虾、畜禽肉类、蛋类、奶类、豆制品这些不同类型食物的多样化；第二个层面是同一类型食材的多样化，例如，每天应该多吃几种不同的蔬菜。《中国居民膳食指南》建议，每天应至少吃 12 种不同的食物，每周应该吃 25 种以上不同的食物。

○○○ 学会给食物分类

曾经有一位家长向我咨询过这样的问题：用十几种杂粮、杂豆做粗粮饭是不是很好？我的回答是，当然很不错！但仅仅在一类食物上下功夫是不行的，再复杂的搭配也不过是一碗饭而已。

大家的餐桌上经常会出现一些类似"主食开会"的早餐——粥、豆沙包、玉米、蛋挞、小蛋糕等摆了一桌子。这样一桌美食其实大部分是主食，这怎么行呢？可见，先学会食物分类，才是实现食物多样化的第一步。

为了配合书中的"111"模板配餐法，我们先把食物粗略地分为几大类别。

主食

各种米面制品：米饭、米线、米粉、肠粉、包子、馒头、馅饼、馄饨、面包、面条等，这一类最好辨别。

薯类及其制品：红薯、马铃薯、芋头、土豆粉、山药、蓝莓山药、红薯饼、拔丝红薯等。当这些出现在菜肴中，需要减少一定的主食量，这点对于超重和肥胖的孩子特别重要。

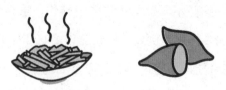

主食和薯类一起食用时要减少一定的主食量

烘焙食品及其他零食：饼干、蛋糕、沙琪玛、蛋挞、榴莲酥、蛋黄酥等高能量美食经常被当作"零食"，但零食的真正概念并不是指某一类食物，而是指食用的时间。零食是指一日三餐以外吃的所有食物和饮料，但不包括水。如果饼干、蛋挞等食物出现在早餐的餐桌上，那就不是零食，而是主食，需要小心它们的高能量，它们真的不适合出现在餐桌上。

各种网红主食：藜麦、鹰嘴豆、红腰豆、野米等，经常出现在轻食餐的蔬菜沙拉中，但它们也是不折不扣的主食。

蔬菜

蔬菜种类繁多，像茄子、番茄、甜椒、黄瓜、南瓜、西葫芦等茄瓜类，洋葱、韭菜等葱蒜类，胡萝卜、白萝卜等根菜类，莜麦菜、菜心、油菜等叶菜类，还有豆角、豌豆、荷兰豆、豇豆等鲜豆类……常见蔬菜有 100 多种，品种非常丰富。

菌藻类

菌类和藻类是两类不同的食物，但由于它们都富含蛋白质，所以习惯将它们放在一起。它们不同于一般的动植物性食物，广义上的分类把它们纳入蔬菜。

蛋白质类食物

畜禽肉类、鱼虾等水产品类，还有蛋类、奶类和豆制品的蛋白质含量都很高，而且所含蛋白质属于优质蛋白，经常被划分到一个更大的类别，本书将它们简称为蛋白质类食物，便于"111"模板配餐法的使用。

　　水果和坚果类

　　这两类食物经常作为零食出现。本书"带孩子吃转水果"一节详细介绍了水果的营养知识，这里不做过多介绍。

　　坚果分为油脂类坚果和淀粉类坚果，它们特点也很鲜明。

　　油脂类坚果，如榛子、松子、核桃、巴旦木等，脂肪含量很高，通常在 40% 以上，夏威夷果脂肪含量甚至达到 75.77%，可以说大部分是脂肪。油脂类坚果一定要少吃，吃多了真的会发胖。

　　淀粉类坚果，如板栗、莲子等，它们淀粉含量很高，无论是营养特点和营养素的含量都更接近主食，很适合作为主食的一部分。

　　注意，5 岁以下儿童不要食用整粒坚果，避免发生呛咳而造成危险。

○○○ 儿童饮食"红绿灯"

饮食也有"红绿灯"

　　过马路要看红绿灯，"红灯停，绿灯行，黄灯亮了等一等"，红灯、黄灯、绿灯也代表了危险的等级，这是幼儿园小朋友都了解的交通常识。饮食中引用"红绿灯"的概念，是为了让家长们了解食物的选择也分等级，多选择"绿灯食物"，适量吃"黄灯食物"，不吃或少吃"红灯食物"。

蔬菜

绿灯：蔬菜大部分是"绿灯食物"，选择非常广泛。

黄灯：蕨菜等野菜通常亚硝酸盐含量比较高，儿童不宜多吃。

红灯：烧茄子、地三鲜、干煸四季豆等菜肴需要油炸，属于高油、高能量的菜肴，而腌制类的蔬菜，如酸菜、咸菜，含有致癌物，盐分严重超标，尽量不吃或少吃。

主食

绿灯：燕麦片、各种粗粮饭、粗粮馒头、包子、发面饼、玉米饼、馄饨、花卷、疙瘩汤、意大利面、发糕、红薯、芋头、山药、紫薯、木薯、菱角、荸荠（马蹄）、玉米、饺子、煎饼、鸡蛋饼等。

黄灯：白米饭、白馒头、炒饭、米线、米粉、肠粉、馅饼、凉皮、面包等。

红灯：粽子、油条、麻花、年糕、汤圆、焖子、绿豆糕、蛋糕、蛋挞、驴打滚、榴梿酥、蛋黄酥、凤梨酥、沙琪玛等高能量主食。特别是节日美食，大都高脂肪、高能量，只适合节日时浅尝辄止。

鱼虾贝类

绿灯：三文鱼、带鱼、鳕鱼、鳗鱼、鲅鱼、鱿鱼、墨鱼、海虾、河虾、基围虾、北极虾、皮皮虾（虾爬子）、螃蟹、牡蛎、蛤蜊、蛏子、扇贝、鲍鱼等。

黄灯：蟹足棒（加工制品）、鱼丸、鲫鱼（刺多）、鲤鱼（刺多）等。

红灯：炸鱼、炸虾、烤鱿鱼、咸鱼等。油炸、烧烤、腌渍食物会产生杂环胺、亚硝胺等致癌物质。

关于更多的吃鱼要点，可以看"吃好蛋白质，提高免疫力"一节里关于吃鱼的详细介绍。

蛋类

绿灯：鸡蛋、鸭蛋、鹌鹑蛋、乌鸡蛋、鹅蛋等。

红灯：咸鸭蛋、松花蛋等。

畜禽肉类

绿灯：瘦猪肉、瘦牛肉、瘦羊肉等。

黄灯：排骨、猪肝、猪血、鸡腿肉、鸡胸肉、鸡翅、鸭血、鸡爪、猪蹄等。

红灯：五花肉、猪大肠、烤鸭、烧鸡、火腿、火腿肠、腊肠、腊肉、熏肉、培根、午餐肉等。

奶类

绿灯：纯牛奶、鲜牛奶、无/低乳糖牛奶、脱脂牛奶、高钙奶、奶粉、酸奶、羊奶、水牛奶等。

黄灯：奶酪（需注意辨别真假奶酪）。

红灯：奶饮料、酸奶饮料等。

豆制品类

绿灯：豆腐干、豆腐、纳豆、千张、素鸡、豆腐丝、素火腿、豆腐卷、豆浆、腐竹等。

黄灯：豆腐脑、油豆腐等。

红灯：辣条、豆制品零食（含盐量高）等。

水果

绿灯：大部分新鲜水果（能量比较高的水果除外）。

黄灯：榴梿、牛油果、波罗蜜（能量高）等。

红灯：果汁、果酱、果脯等。

○○○ 食物多样化，巧用分餐盘

分餐，让孩子的饮食量一目了然，还可以纠正孩子挑食、偏食的问题。最重要的是，通过分餐盘的管理，很容易掌握饮食搭配的方法。

尽量选择三格分餐盘，如右图所示。三个格子分别装主食、蔬菜、蛋白质类食物。具体的摆放位置是左上格摆放蛋白质类食物，右上格摆放主食，下面最大的格子摆放蔬菜。在后文中会详细讲解配餐原则和分餐盘的用法。

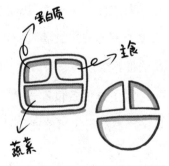

分餐盘可有效管理孩子的饮食

你的孩子每天营养吃够了吗？

· · · · · · · · ·

如何判断孩子每天的营养是否吃够了？

最精准的方法是通过仪器时每天吃的食物进行检测和计算，再与儿童膳食营养素推荐摄入量进行对比，结果

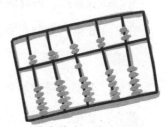

儿童饮食要合理量化

一目了然。不过，这种方法很麻烦，也很费钱，并不适合普通人。

营养师的方法则是通过膳食调查，记录每天摄入食物的量，再配合《中国食物成分表》进行营养素的计算。不过，这种方法虽然专业，却也很复杂。

有没有简单一点儿的方法？当然有。中国营养学会根据儿童的营养需求、膳食特点，给出了不同年龄段儿童各种食物的推荐摄入量，可以作为家长给孩子们安排饮食的参考。

为了方便各位家长了解和使用，本书将儿童每日食物数量按年龄进行了再整理和表格化。

2~3岁儿童每日各类食物建议摄入量

食材类别	食材名称	食材重量
主食	谷类	75克~125克
	薯类	适量
蛋白质	畜禽肉鱼	共计50克~75克
	蛋类	50克
	奶类	350克~500克
	大豆（适当加工）	5克~15克
蔬菜	蔬菜	100克~200克
零食	水果	100克~200克

4~5岁儿童每日各类食物建议摄入量

食材类别	食材名称	食材重量
主食	谷类	100克~150克
	薯类	适量
蛋白质	畜禽肉鱼	共计50克~75克
	蛋类	50克
	奶类	350克~500克
	大豆（适当加工）	15克~20克
蔬菜	蔬菜	150克~300克
零食	水果	150克~250克
	坚果	150克

6 ~ 10 岁儿童每日各类食物建议摄入量

食材类别	食材名称	食材重量
主食	谷类	150 克 ~ 200 克
	薯类	25 克 ~ 50 克
蛋白质	畜禽肉	40 克
	水产品	40 克
	蛋类	25 克 ~ 40 克
	奶及奶制品	300 克
	大豆	每周 105 克
蔬菜	蔬菜	300 克
零食	水果	150 克 ~ 200 克
	坚果	每周 50 克

11 ~ 13 岁青少年每日各类食物建议摄入量

食材类别	食材名称	食材重量
主食	谷类	225 克 ~ 250 克
	薯类	25 克 ~ 50 克
蛋白质	畜禽肉	50 克
	水产品	50 克
	蛋类	40 克 ~ 50 克
	奶及奶制品	300 克
	大豆	每周 105 克
蔬菜	蔬菜	400 克 ~ 450 克
零食	水果	200 克 ~ 300 克
	坚果	每周 50 ~ 70 克

14 ～ 17 岁青少年每日各类食物建议摄入量

食材类别	食材名称	食材重量
主食	谷类	250 克 ～ 300 克
	薯类	50 克 ～ 100 克
蛋白质	畜禽肉	50 克 ～ 75 克
	水产品	50 克 ～ 75 克
	蛋类	50 克
	奶及奶制品	300 克
	大豆	每周 105 克 ～ 175 克
蔬菜	蔬菜	450 克 ～ 500 克
零食	水果	300 克 ～ 350 克
	坚果	每周 50 克 ～ 70 克

注意：

1.除了牛奶，其余的食物重量均指食材生（未烹饪）的重量。

2.食物数量是一个年龄段范围的推荐量，具体数量可根据儿童年龄和饮食量适当调整。

学会"111"模板法，3分钟搞定营养搭配

即便知道孩子每天的饮食数量，真正做起来还是有点儿麻烦。每顿饭称重？别开玩笑了，营养师也做不到。还有没有更简单的方法？有！可以使用我独创的"111"模板法，也可以叫"3个1"模板法。学会并套用这个饮食模板，可以解决不同年龄孩子的饮食问题。

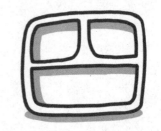

"111"模板法需要用到分餐盘

"111"模板法中具体到每个数字：每餐1碗饭，每餐1拳头量大小的蔬菜，每餐1份手掌心大小的蛋白质类食物。

"111"模板法的后两个"1"用到的参考手势是孩子自己的拳头和手掌。正常情况下，手和拳头的大小是跟身材成正比的，也就是说个子越高、体重越大，拳头和手掌也会更大一些，更大的体格自然需要更多的能量和营养素，因此参考孩子自己的手更为合理，也更容易记忆。

"111"模板法核心要点
1碗饭 +1拳头量大小的蔬菜 +1份掌心大小的蛋白质食物

○○○ 每餐 1 碗饭

每餐 1 碗饭，主要指每次的主食要一样多，这样孩子的主食就实现了定量。注意，超重和肥胖的孩子每餐应只吃一碗饭，不要多吃；而消瘦的孩子每餐应吃完一碗饭，尽量不要剩饭。

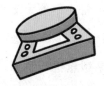

用食品秤称米饭可以有效控制主食量

一碗饭是多少呢？不同大小的碗容量可能相差了不止一倍。

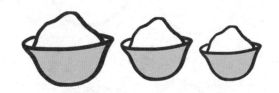

选择适合孩子的碗，用来固定盛主食

选择一个适合自己孩子的碗，固定下来，每次都用相同的碗给孩子盛饭。第一次使用的时候要给米饭称重，基本上称过几次之后，每次应该给孩子盛多少饭就心中有数了。这个过程可以让孩子参与，有利于孩子在学校用餐时对食物量有总体的把控。以下是不同年龄儿童一碗饭的参考重量，注意，这里标示的是煮熟的米饭重量。

- 6 ～ 10 岁：130 克 ～ 170 克。
- 11 ～ 13 岁：200 克 ～ 210 克。

● 14 ~ 17 岁：220 克 ~ 260 克。

这个推荐量没有考虑孩子的实际体重和食量，有些孩子可能一下子无法适应，家长可以根据孩子平时的饭量进行调整。具体做法是：拿出平时孩子使用的碗，先将孩子以往的米饭量进行称重，超重和肥胖的孩子，减少平时主食 1/3 的量；而体形消瘦的孩子，应比平时增加 1/4 以上的主食量。

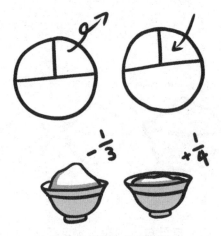

根据孩子的体重调整饭量

另外，建议给孩子选择更为合适的餐具。这是一个著名的"爆米花实验"得出的结论。实验是在一个电影院中悄悄进行的，实验者给前来观看电影的观众免费发放大、中、小不同型号的桶装爆米花，爆米花有点儿受潮，味道并不是太好（故意做成这样的）。

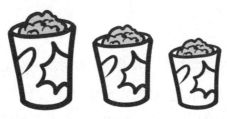

"爆米花实验"告诉大家餐具大小会影响进食量

人们习惯性地一边看电影一边吃爆米花，但因为爆米花口感并不是很好，基本所有人都剩了一些。不过，让人感到惊讶的是，不管赠送的是何种型号的桶装爆米花，最终每个爆米花桶里剩下的爆米花重量都差不多。

这说明什么呢？即使爆米花不好吃，人们也习惯性地吃下去，但是因为不好吃，所以大家都选择剩下一些不吃。这个实验最终的结论是——餐具的大小会影响进食量，容量越大，食量也越大。所以，超重或肥胖的孩子，应选择小一点的餐具，而消瘦的孩子则应该选择比平时稍微大一点儿的餐具。

儿童每天有25克～100克的薯类推荐量，平均到每餐为10克～30克的量，也可以加到这一碗主食里，或者选择在加餐时食用。

主食跟体重密切相关，所以主食的选择格外重要。关于主食的详细介绍见下一节"吃好主食，助学习一臂之力"的相关内容。

○○○ 每餐 1 拳头量大小的蔬菜

目前已知的营养素有 42 种是必需营养素，也就是维持正常的生命活动必不可少的营养元素。除此之外，还有一个庞大的家族——植物化学物，近年来人们熟知的胡萝卜素、花青素、番茄红素、茶多酚等抗氧化物质都是植物化学物中的一员。植物化学物的种类竟然达到 6 万～8 万之多。这么多种类的营养素通过摄入各种补充剂也无法全面覆盖。想要获取更多有益身体的营养素，最可行的方法是多吃各种各样的植物性食物，而蔬菜就是其中重要的一员。

每次餐前让孩子拿出拳头比一比，看看蔬菜是否吃够了，对孩子来说很容易记忆和操作。

需要注意的是，大部分蔬菜体积大、能量低，对于胃口小又需要增加能量的比较瘦弱的孩子来说，蔬菜的性价比就不高了，每餐吃 1 拳头量大小的蔬菜即可，可随着体重的增长再逐渐增加蔬菜的摄入量。超重或肥胖的孩子则需要每餐摄入比 1 拳头量更多的蔬菜。

○○○ 每餐 1 份掌心大小的蛋白质类食物

1 份禽畜肉：一块掌心大小、小手指厚度的肉类。

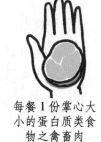

每餐 1 份掌心大小的蛋白质类食物之禽畜肉

1份鸡蛋：一个中等大小的鸡蛋。

1份鱼虾蟹贝类：一块掌心大小、小手指厚度的鱼虾蟹贝类。

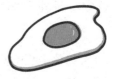

每餐1份掌心大小的蛋白质类食物之1份鸡蛋

1份豆制品：一块手掌心大小、小手指厚度的豆制品。

每餐至少吃一份上述蛋白质类食物。

特别说明：

上述四种不同的蛋白质类食物可以进行替换，替换的比例是1:1，一份蛋白质类食物基本上是一个手掌心大小，每次的一份可以是一种蛋白质类食物，也可以是多种蛋白质类食物混合在一起的体积。随着孩子年龄增长，手掌不断变大，蛋白质类食物的摄入量也会逐渐增加。

小贴士

很多家庭很难做到每天把所有的蛋白质种类吃全，特别是鱼虾蟹贝类和豆制品。但如果能做到每周摄入固定的频率也是可以的，例如，每周吃2~3次鱼虾蟹贝类、每周吃2~3次豆制品。当然，最好做到每日吃全。

○○○ 每餐要有三大类食物

给孩子准备餐食时，每次都要问自己三个关键问题：

1. 有没有准备主食？

2. 有没有准备蛋白质类食物？

3. 有没有准备蔬菜？

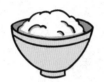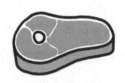

每餐要有的三大类食物：主食 + 蛋白质类食物 + 蔬菜

每餐要有主食

主食是大脑最喜欢的能源之一，能提供大量大脑需要的葡萄糖。适量的主食有助于大脑集中注意力，让学龄儿童保持良好的学习状态。更多关于主食的好处在"吃好主食，助学习一臂之力"一节会为大家详细介绍。

每餐要有蛋白质类食物

身体内的蛋白质处于一个不断分解又不断合成的动态过程。儿童正处于生长发育期，需要持续地摄入优质蛋白质来满足儿童生长发育的需要。

这顿不吃，下顿饭多吃补上不行吗？真的不行！儿童的生长发育每一天都是不可逆的，每餐都应该有优质蛋白质。

每餐要有蔬菜

蔬菜富含矿物质和维生素，还有膳食纤维。大量不能被肠道吸收的膳食纤维，在胃肠排空的速度比较慢，可以使整餐食物的消化速度变慢，主食的消化速度也变慢。这样，进食一餐后维持饱腹感的时间会比较长，不会出现才吃过饭没多久就饿的情况。

吃好主食，助学习一臂之力

主食，即主要食物。

从宝宝添加辅食开始，主食就是我们日常餐食中的一部分。平平无奇的主食有助于孩子们的学习？这是真的！而且吃好主食还会给人带来好心情。要想知道主食为什么这么神奇，让我们先来了解一下主食的营养。

○○○ 主食——大脑最喜欢的食物

每一个器官的正常运转都离不开能量，而大脑最喜欢的能量来源是葡萄糖。充足的葡萄糖供应能让大脑保持清醒、注意力集中、思维敏捷，拥有更好的学习状态。

葡萄糖从哪里来呢？主要是主食，确切地说是主食中的淀粉。淀粉的本质就是一大堆葡萄糖聚合在一起。当淀粉在肠道遇到消化酶，会迅速水解成单个的葡萄糖。一顿饭我们大概可以吃到几十克葡萄糖。

这么多葡萄糖进到血液中会得糖尿病吗？不用担心，只有一小部分葡萄糖直接进入血液，大部分葡萄糖在体内又重新聚到一起。这一次它们变成了糖原，一部分储存在肝脏（满足血糖需要），一部分储存在肌肉（满足运动需要），其中肝脏中的糖原作用最大。

肝脏中的糖原相当于身体里的"粮仓"，血液中的葡萄糖不断被消耗，肝脏糖原就源源不断地"放出"葡萄糖，稳定血糖的浓度。

不过，糖原储备也是有限的，当上一餐储备的糖原消耗殆尽的时候，血糖浓度开始下降，就会出现饿的感觉，有时候还伴随着肚子咕咕叫。饿的感觉是血糖浓度降低的第一个信号，如果我们置之不理，大脑能量缺乏时，很快就会出现头晕、注意力不集中的状况，甚至回答老师问题时开始"口是心非"。当血糖浓度进一步下降时，还会出现手抖、心悸等更加严重的情况，这就是人们常说的"低血糖"。

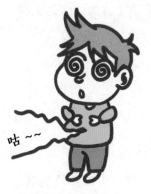

咕~~

饿的感觉是血糖浓度
下降的信号

○○○ 主食，是不是越多越好

既然葡萄糖对大脑很重要，是不是主食吃得越多越好？

非也！糖原的"生产力"也是有限的，还有相当一部分葡萄糖被肝脏就地加工成了脂肪，然后被运送给肝脏之外的器官使用。如果合成的脂肪太多，身体消耗不掉，就会慢慢积累，肥胖就产生了。所以，主食不是越多越好。

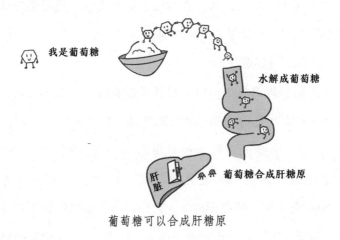

葡萄糖可以合成肝糖原

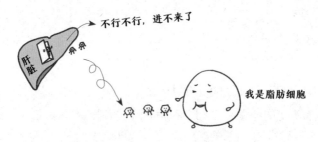

不行不行，进不来了

肝脏

我是脂肪细胞

主食摄入过多，也变会成身上的脂肪

主食要定量

饮食定量是最重要的饮食原则。超重和肥胖的儿童每餐只吃一碗主食，而体重不足的孩子要尽量吃完自己的一碗主食。通过主食定量，可以一定程度地影响儿童的体重。

餐餐都应该有主食

鉴于大脑对葡萄糖的依赖，肝糖原储备的局限，主食摄入对于儿童注意力、认知力的影响的重要性，每餐都应该有主食，以保证儿童学习的持续力。

不建议儿童喝粥

儿童的胃口很小，但是营养需求量很大。以钙为例：推荐4～6岁儿童每天摄入800毫克钙，与成人钙推荐摄入量相同；7～10岁儿童每天推荐摄入1000毫克钙、11～13岁儿童则每天需要1200毫克钙，14～17岁儿童每天推荐摄入1000毫克钙，都高于成年人。但很多儿童的饮食量低于成人，且牙齿咀嚼能力也远低于成人，例如，6岁儿童的咀嚼能力还不到成人的 40%，所以儿童的营养摄入必然要求高密度、高频次，也就是少量多次，并且要吃营养好的食物。粥的特点是体积大、营养密度小，尤其不适合偏瘦的孩子。

主食别加油

油条、炒面、麻花、油炸糕、油饼、手抓饼等加油主食，通过加入油增加了香味，使原本能量就很高的主食能量更高，超重和肥胖儿童应尽量少吃。

小心那些不像主食的主食

节日美食大都是高能量主食，如月饼、汤圆、粽子、青团等；很多地方的特色小吃也都是主食，如焖子、凉皮、绿豆糕等；菜肴当中经常会出现的粉丝、粉条、大拉皮主要成分是淀粉，也属于主食；孩子们喜欢吃的薯条、薯片、板栗等零食本质是主食，吃多了一样会发胖，体重超标的孩子要格外少吃。

○○○ 主食选择应粗细搭配

与大米、白面这类精细主食相比，粗粮含有更多的蛋白质、矿物质、维生素和膳食纤维，这些营养特点也导致粗粮比大米、白面等精细主食的消化速度慢。消化慢有什么好处呢？最大的好处当然是不容易饿，也就是能让大脑持续充满活力；相反，越是精细的主食，消化得越快，最直接、最明显的反应就是饿得快。

粗粮都有什么？

● 杂粮：小米、玉米、黑米、红米、燕麦、藜麦等。

● 杂豆：红豆、绿豆、芸豆、红腰豆、白扁豆等。

● 糙米和全麦粉。

广义的粗粮还包括马铃薯、红薯等薯类。

看下表中粗粮和细粮的营养素对比，很显然，粗粮的营养价值更高。

粗粮和细粮的营养素对比			
	糙米	粳米（特等）	全麦仁	小麦粉（富强粉，特一粉）
膳食纤维（g/100g）	3.4	0.4	10.8	0.8
维生素 B_1（mg/100g）	0.38	0.08	0.4	0.17
维生素 B_2（mg/100g）	0.04	0.04	0.1	0.06
铁（mg/100g）	1.8	0.9	5.1	2.7
钾（mg/100g）	230	58	289	128

粗粮吃多少合适呢？从营养的角度来说，越多越好。但考虑到粗粮所含的膳食纤维较多，比例过大时在口感上会略

微粗糙，比较适宜的推荐量是粗粮占主食总量的 1/3。这个比例的粗细粮搭配口感比较好，也比较容易烹饪。

○○○ 跟主食相关的饮食习惯

养成最后吃主食的进餐习惯

有大量研究结果表明，先吃蔬菜，再吃蛋白质类食物，最后吃主食的顺序，是最有利于健康的进餐顺序。当然，大多数人可能不习惯这样的进餐顺序，也可以退而求其次，先吃一部分蔬菜，再正常一口饭一口菜地吃。这个进餐习惯对于体重超标的孩子尤为重要。体重偏低的孩子，不建议吃太多的蔬菜，但也建议养成先吃蔬菜的进餐顺序。

养成定期整理冰箱的习惯

每周至少整理一次冰箱，除了把过期、变质的食品挑选出来，还需要进行一些主食类食材的储备。例如，孩子喜欢吃的包子、饺子、馄饨等主食，自己动手制作或者集中购买，冷冻保存，以备不时之需。

吃好蛋白质，提高免疫力

经常听一些妈妈抱怨：孩子的同桌打个喷嚏，人家没怎么样，第二天自己孩子就感冒了；一到冬季三天两头就请假，反复生病，简直头疼死了。这些其实就是孩子免疫力低的表现。

在我们生活的环境中，病毒和细菌无处不在，但数百万年来，人类面对如此危险的环境，依然得以生存，就是因为我们获得了非凡的免疫力。假如把我们的身体比作古代的城池，那免疫力就像坚固的城墙、极深的护城河和身穿铠甲骁勇善战的勇士在帮助我们抵御"敌人"入侵，守护我们的健康。

营养不良会使免疫系统受损，就像城墙塌了一角，很容易被"敌人"攻陷，疾病也就随之而来。偶尔一次生病算不上免疫力低下，但长期营养缺失会导致疾病反复发作，造成免疫力低下。

○○○ 蛋白质——健康的基石

提高免疫力，需要多种途径多管齐下。摄入充足的优质蛋白质，多吃新鲜蔬果，保证充足的饮水量和睡眠等。其中摄入优质蛋白质是健康得以保证的基础。

蛋白质构成身体的每一部分，肌肉、内脏、骨骼、牙齿，甚至头发中都含有大量的蛋白质。假如把细胞中的水分去掉，剩下干重的 80% 都是蛋白质，可以说没有蛋白质，就没有生命！另外，蛋白质还构成很多激素、反应酶和免疫物质。

一个小胚胎不断长大的过程，正是蛋白质不断积累的过程。因此，蛋白质是第一重要的营养素，关注儿童健康一定要关注蛋白质类食物。

日常食物中，蛋白质类食物主要指鱼、禽、肉、蛋、奶和豆制品。

○○○ 每天吃一个鸡蛋

鸡蛋有多优秀呢？鸡蛋里的蛋白质是营养学中评价其他蛋白质质量状况的标准，也就是说，它代表了 100 分。鸡蛋还富含矿物质、维生素、卵磷脂等，几乎富含儿童生长发育所需的所有营养，可以说是完美食物。不过，鸡蛋大部分营养都在蛋黄中，蛋清里主要是水分和蛋白质，所以吃鸡蛋的时候千万不要丢弃蛋黄。

哪种鸡蛋好呢？红皮鸡蛋还是白皮鸡蛋？"土鸡蛋"还是"洋鸡蛋"？其实，蛋壳颜色不同仅仅是因为鸡的品种不同，就像不同种族的人的肤色不同一样。红皮鸡蛋和白皮鸡蛋营养差别不大，一样有营养。"土鸡蛋"跟"洋鸡蛋"只是鸡的生活环境和生活方式不同，口味上可能"土鸡蛋"更香一些，但营养差别并不大，喜欢吃哪种就选哪种。

● 小贴士

鸡蛋的做法很多，煮鸡蛋、煎鸡蛋、炒鸡蛋、蒸蛋羹、鸡蛋饼等，我们一周可以不重样地吃鸡蛋。不过，鸡蛋再好也无法替代其他食物，从食物多样化的角度来说，还是要均衡饮食，"雨露均沾"，每天吃一个鸡蛋就好！

○○○ 每天喝一杯牛奶

儿童青少年每天应该喝 350 克～ 500 克牛奶或者相当于其营养的奶制品，特别是进入青春期发育高峰的青少年则建议每天增加到 500 克左右。

奶制品富含优良的蛋白质，还是钙的最好来源，对于儿童长高有着非常重要的作用，荷兰成为平均身高排名世界第一的国家就离不开牛奶的贡献。还有研究发现，常饮牛奶的孩子视力不良的发生率明显低于不喜欢牛奶的孩子，所以儿童每天至少应该喝一杯牛奶。

有很多关于喝牛奶有害健康的传言，不要听信！到目前为止，世界卫生组织、世界粮农组织、中国营养学会等国际国内权威机构的建议依然是多饮奶。

酸奶的营养价值很高，在发酵的过程中蛋白质变得更好消化，还产生了许多 B 族维生素，其中的发酵菌对肠道健康也很有好处。但很多酸奶在制作过程中会加入糖和其他食品添加剂，需要擦亮眼睛选择。如何挑选一款好牛奶和好酸奶，在第 1 章有相关的介绍。

通过看食品标签，你会发现某某营养快线只是一瓶饮料，某某好喝的早餐奶离不开一堆食品添加剂的作用，儿童喜欢吃的再制干酪只是使用了 15% 以上干酪的再加工食品。

● 小贴士

目前欧美国家牛奶消费量平均每人每年超过300千克，相当于平均每天接近1千克牛奶，而2010～2012年中国居民营养与健康监测结果显示，我国居民平均日饮奶量仅有24.7克，是欧美发达国家日饮奶量的零头。

○○○ 每周吃 2 ~ 3 次鱼

鱼类是高蛋白、低脂肪的优质食材，蛋白质含量通常为 15% ~ 20%，脂肪含量为 1% ~ 10%，这一点跟畜禽肉类不太一样，畜禽肉类食材不同部位的脂肪含量差异巨大，一不小心吃进去的大部分是脂肪。

鱼肉的肌纤维短，间质蛋白（俗称肉筋）少，水分含量多，肉质柔嫩，比较好消化，非常适合儿童食用。鱼类脂肪富含的 Omega-3 脂肪酸（包括 DHA 和 EPA）对儿童大脑发育和视力发育也极为重要。鱼类还富含维生素 A 和维生素 D，对保护视力和提高免疫力也非常有用。

鱼类营养价值丰富，有益健康，儿童应该经常吃鱼，每周至少应该吃 2 ~ 3 次。但鱼类极容易受环境污染，特别是重金属汞的污染。有研究表明，儿童汞摄入过多会对智力发育产生不良影响。

清洗和加热均无法去除鱼体内的甲基汞，最好的方法是选择相对安全的鱼类。2021 年 11 月 12 日，美国 FDA（食品药品监督管理局）和 EPA（环境保护署）发布了《关于吃鱼的建议》，在收集每种鱼类的汞含量信息后给出了推荐品。对儿童来说，最佳选择如下：

大西洋黄鱼、黑鲈鱼、海鲶鱼、大西洋马鲛鱼、黄油鱼、蛤蜊、鳕鱼、蟹、淡水龙虾、比目鱼、黑线鳕、狗鲟、鲱鱼、美式龙虾、鲻鱼、牡蛎、北大西洋鲭鱼（青花鱼）、淡水鲈鱼、梭鱼、鲽鱼、狭鳕鱼、三文鱼、沙丁鱼、扇贝、对虾、鳐鱼、塌目鱼、鱿鱼、罗非鱼、鳟鱼（淡水）、吞拿鱼（罐装金枪鱼）、白鲑鱼、牙鳕（小无须鳕）。

虽然有些名字我们不太熟悉，但名单中有很多是国内市场常见的水产品，例如三文鱼、罗非鱼、鳕鱼、鲽鱼，以及对虾、蟹、鱿鱼、牡蛎、扇贝等。

○○○ 健康吃肉，不长肥肉

畜禽肉类的蛋白质含量很高，为 10% ~ 20%，还富含铁、锌、硒等矿物质，特别是红肉（猪肉、牛肉、羊肉），富含铁元素，且所含铁的吸收利用率高，稳定不受干扰，是铁的最好来源（包括猪肝、猪血）。本书第 4 章有关于如何补铁的详细内容。

儿童每天应该吃一块肉（手掌大小），最好选择猪里脊肉、牛里脊肉、羊肉、鸡腿肉、鸡胸肉等脂肪含量少的肉。

儿童每天应吃手掌大小的一块肉

畜禽肉类食材不同部位的脂肪含量差异很大，有些脂肪含量可高达 60% 以上。五花肉、肥牛、羊肉片、雪龙牛肉等食材中肉眼可见白花花的部分就是脂肪，把这些肥肉吃到身体里，很快就可以变成身上的肥肉。因此，选择食材时，应尽量避免脂肪含量特别高的食材，烹饪时最好把肉眼可见的脂肪剔掉。

还有些肥肉肉眼看不到，不过仅从口感上就可以判断出来，凡是多汁的、香喷喷的、口感柔嫩的肉类，都是脂肪含量比较高的，例如排骨、鸡翅等，以及鸡皮、鸭皮、鸡爪等，应尽量少吃或不吃。

2015 年 10 月，世界卫生组织（WHO）下属的国际癌症研究机构（IARC）发布了一个震惊世界的研究结果——加工肉制品致癌。这个研究结果的可信等级跟"吸烟有害健康"一样高。因此，要尽量少给

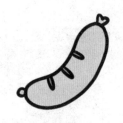

让孩子少吃加工肉制品

孩子吃火腿肠、腊肠、午餐肉、培根、烟熏肉等腌制、发酵、烟熏加工肉制品。

油炸和烧烤类食物也会产生大量致癌物，同样不适合儿童。另外，肉类烹饪方法上应多选择蒸、炖、煮、炒等健康烹调方式。

○○○ 常吃豆制品

大豆营养价值很高，富含蛋白质、脂肪、钙等，而且大

豆蛋白质是优质蛋白质，是植物性蛋白质中唯一可以跟动物性蛋白质相媲美的，因此，大豆也有"地里长出来的植物肉"的美誉。

常见的豆制品有豆腐、豆腐干、千张、素鸡、腐竹、豆浆等，还有一些发酵豆制品，如腐乳、纳豆、豆豉等。

对儿童来说，首先推荐加了含钙凝固剂的豆腐、豆干、千张、素鸡等豆制品，因为它们含钙量高，是膳食钙的良好来源。而内酯豆腐、日本豆腐、千叶豆腐等含钙量都非常低，不能起到补钙的作用。

虽然豆浆的含钙量低，但豆浆整体的营养价值很高，几乎完整保留了大豆所含的营养，比如蛋白质、钾、大豆异黄酮以及其他植物化学物质，所以每天喝一杯不加糖的豆浆还是很不错的。但要注意，豆浆不能替代牛奶。

50 克干大豆相当于 145 克北豆腐、280 克南豆腐、80 克豆腐丝、110 克豆腐干、105 克素鸡、730 克豆浆。

小贴士

提高免疫力，除了保证蛋白质的摄入，维生素A、铁、锌等营养素也跟免疫力关系密切，也要注意这些营养素的摄入。高蛋白的动物性食物同时也是维生素A、铁、锌的良好来源，把蛋白质吃好，这些营养素也能得到相应补充。

爱上吃蔬菜，为健康加分

●　●　●　●　●　●　●　●

一位妈妈咨询我一款儿童奶的营养价值，它的配料如下：生牛乳、白砂糖、蔬菜水果粉 [（苹果、香蕉、橘子、橙子、梨、凤梨、番茄、胡萝卜、猕猴桃、南瓜、杏、草莓、白葡萄、花椰菜、番石榴、杧果、甜瓜、树莓、莫利洛黑樱桃、西番莲、桃子、李子、菠菜、绿豌豆、甘蓝、蘑菇、红甜菜、柠檬）、麦芽糊精、白砂糖、玉米淀粉、葡萄糖浆]、食品添加剂（单甘油脂肪酸酯、双甘油脂肪酸酯、硬脂酰乳酸钠、卡拉胶、蔗糖脂肪酸酯）、食用香精。

生牛乳、白砂糖、一大堆蔬菜水果粉，还有卡拉胶和食用香精，真是个很复杂的配方！

为什么咨询这样一款牛奶？这位妈妈说，孩子不太爱吃蔬菜，希望能通过喝牛奶让孩子多摄入一些蔬菜中的营养成分。恐怕这位妈妈要失望了，喝这样一盒牛奶实际并没有摄入多少蔬菜所含的营养成分，但是一定会摄入多余的糖（这款牛奶添加了白砂糖）。孩子长期喝这样的牛奶，不但解决不了吃蔬菜的问题，还会养成爱吃甜食的习惯。

解决孩子不爱吃蔬菜的问题，要从蔬菜本身入手，千万不能本末倒置。爱上一种食物，要从了解它开始！当然，蔬菜本身的口味也是各有特色，很多孩子通过不断尝试，最终爱上了吃蔬菜。

○○○ 吃蔬菜，好处多多

植物通过光合作用把太阳能储存起来，构成了地球上最基础的生态，然后通过一层层的食物链建立起整个地球的生态系统。蔬菜作为可以被人类食用的一大类植物，有着它不可替代的重要作用。

蔬菜富含维生素、矿物质

蔬菜提供的维生素、矿物质占膳食营养素的贡献比很大，特别是钙、钾、碘、维生素 C 等微量营养素。很多人认为补充维生素 C 应该多吃水果，但实际上蔬菜的维生素 C 含量很高，特别是绿叶蔬菜的维生素 C 含量，远高于一些普通水果。有资料显示，中国人摄入的维生素 C 90% 以上是由蔬菜提供的。

蔬菜富含膳食纤维

膳食纤维遇水会膨胀，像极了吸水的海绵，这会使人有很强的饱腹感。许多减重食品的配方中含有大量膳食纤维，就是利用了这个原理。

蔬菜还是肠道有益菌最喜欢的食物，是肠道健康离不开的一大类食物。一部分膳食纤维可以在肠道里被有益菌利用，使肠道有益菌增加，还能产生有益肠道的短链脂肪酸和维生素；另一部分不能被消化的植物的细胞壁，则构成了大便的一部分，使排便更顺畅。

人们经常说根繁叶茂，肠道就像大树的根，肠道健康，身体才会更健康。

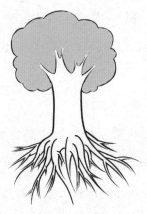

肠道就像大树的树根，肠道健康身体才会更健康

蔬菜可以提升菜肴"颜值"

蔬菜的色彩丰富，有黄色、红色、橙色、紫色、白色、绿色等，而肉类颜色是比较单一的，基本是红、白两色，如果一餐中只有主食和肉，色彩很单调。蔬菜就不一样了，很

轻松就可以吃出"一道彩虹"。

蔬菜还适合做造型。通过方便小巧的造型工具，用胡萝卜、黄瓜、萝卜、南瓜等具有一定硬度的蔬菜可以轻松地制作出各种花朵和小动物的造型，深得小朋友们的喜爱。

○○○ 蔬菜吃得少，麻烦少不了

不爱吃蔬菜，会惹上很多麻烦，最常见的有如下几种。

口角炎、口腔溃疡

口角炎是儿童常见疾病，表现为嘴角一边或两边发炎、红肿，开口说话都会感觉到疼痛。在过去北方的冬季缺乏新鲜蔬菜，口腔溃疡是成人和儿童都容易出现的病症。可即便在物质极为丰富的今天，蔬菜吃得少，还是会出现上述问题。

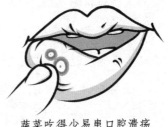

蔬菜吃得少易患口腔溃疡

蔬菜吃得少，更容易变胖

胃像一个口袋，进餐时，主食、蛋白质类食物和蔬菜三大类食物此消彼长，如果蔬菜吃得少，肉或者主食自然容易吃得多，更易变胖，所以体重超标的孩子一定要多摄入蔬菜，改变不良膳食结构。

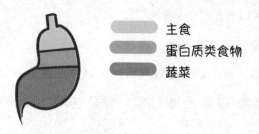

主食
蛋白质类食物
蔬菜

主食、蛋白质类食物、蔬菜应合理摄入

当然，如果是身体消瘦的孩子，就不要吃太多蔬菜，而应先吃肉类和主食，增加体重更为重要。

蔬菜吃得少，易被便秘困扰

肠道有益菌更喜欢蔬菜，那有害菌更喜欢什么？有害菌更喜欢蛋白质的残渣。没有被消化吸收的蛋白质和氨基酸都会被这些有害菌利用，同时产生一些臭味。

如果不喜欢吃蔬菜，吃的主食也是大米、白面等细粮，膳食纤维摄入过少，则不能形成足够的大便，容易引起便秘。

蔬菜吃得过少，还容易出现地图舌，以及皮肤干燥、眼睛畏光、长痘痘等一系列健康问题。

○○○ 推荐几种好吃又营养的蔬菜

小油菜：每100克油菜中含钙148毫克，是牛奶含钙量（每100克牛奶中含钙107毫克）的1.5倍，能量却只有14千卡，是非常值得推荐的绿叶蔬菜。

菠菜：菠菜是一种营养价值很丰富的绿叶蔬菜，它的胡萝卜素、钙、钾等营养素的含量都很丰富。每 100 克菠菜钾含量为 311 毫克，钙含量为 66 毫克，

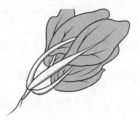

菠菜的钾、钙含量丰富，营养价值较高

是蔬菜中的佼佼者。

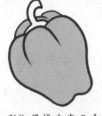

彩椒是维生素 C 含量最高的蔬菜之一

彩椒：彩椒是维生素 C 含量最高的蔬菜之一，每 100 克彩椒的维生素 C 含量是 104 毫克，这个数字远胜大部分的普通蔬果。

番茄：番茄红彤彤的颜色来自它所富含的番茄红素，它是类胡萝卜素家族中的一员，也是一种天然色素。番茄红素是目前自然界中最强的抗氧化剂之一，它清除体内自由基的功能相当强大，是维生素 E 的 100 倍，维生素 C 的 1000 倍。

番茄的抗氧化能力很强

胡萝卜对儿童视力有益

胡萝卜：胡萝卜富含胡萝卜素，其含量高达 2653 微克 /100 克。胡萝卜素在身体里可以以一定比例转化为维生素 A。胡萝卜是对儿童视力有益的蔬菜。

海带：海带是高碘食物，几乎是所有食物中含碘最高的。碘是孩子生长发育不可或缺的营养素，通过合成甲状腺激素影响着人体生长发育、基础代谢等重要生理过程。

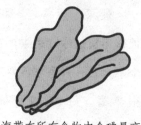

海带在所有食物中含碘最高

除了日常摄入的加碘盐，建议儿童每周至少摄入一次海带等高碘食物。

西蓝花有抗氧化、抗癌、保护眼睛的作用

西蓝花：西蓝花虽然长得像朵花，实际上也是绿叶蔬菜。西蓝花富含大量植物化学物质，如叶黄素、玉米黄素、类黄酮、胡萝卜素等，有抗氧化、抗癌、保护眼睛等作用。

蔬菜是一个大家族，营养价值高的蔬菜实在太多，无法一一列举。带着孩子，一起去发现它们的美好吧！

○○○ 蔬菜宜选用的烹饪方法

再好的食材，如果用错了烹饪方法，也会让营养大打折扣，蔬菜的烹饪尤其如此。蔬菜中宝贵的水溶性维生素，如维生素 B_1、维生素 B_2、叶酸和维生素 C 等都很容易流失。蔬菜在冰箱里放置时间过长、泡洗时间过长、烹炒时间过长、烹饪温度过高等都会导致水溶性维生素流失，因此，蔬菜比较适合短时间、低温的烹饪方法。

白灼

白灼是广东地区比较常见的家常菜做法，几乎所有的绿叶菜都可以白灼。为大家推荐一款味道鲜美的白灼菜心。菜心择去老根、老叶后洗净，锅中注入清水；滴入几滴食用油和一点盐，水开后放入菜心焯水，这样可以保持绿叶菜翠绿的色泽；焯菜心的时候先把根端放进沸水中，待根端变成深绿色，再把菜心全部放进水中，约1分钟捞出；沥干水分后装盘，再将一品鲜酱油和少量油淋在菜心上即可。

蒜蓉蚝油蔬菜

蒜蓉蚝油蔬菜十分受儿童喜爱，在这里跟大家分享一下它的做法。把蔬菜焯水或用蒸锅蒸熟，盛出备用；制作蒜蓉蚝油汁：用一点点油炒蒜碎，待蒜碎发出蒜香味，颜色微微变黄之后倒入适量蚝油，翻炒之后加一点水，等汤汁稍微浓稠盛出备用；将蒜蓉蚝油汁淋在蔬菜上面即可。蒜蓉蚝油汁非常百搭，适用于娃娃菜、莜麦菜、西蓝花、球生菜等蔬菜。

蒜蓉炒

蒜蓉炒的烹饪要点在于将蒜蓉和蔬菜放入锅中急火快炒，这样做主要是为了保护B族维生素和维生素C。水溶性维生素很容易流失，建议清洗蔬菜的时候先洗后切，因为每一个切口都会让维生素流失。炒到最后可以加入一些水淀粉勾芡，这样操作会让部分维生素保存在汤汁中，随菜一起摄入，减少部分维生素的损失。

　　蔬菜沙拉

　　许多孩子喜欢蔬菜沙拉，多种蔬菜混合在一起，再配上沙拉酱，味道的确不错。但是，沙拉酱的主要成分是色拉油，脂肪含量经常达到 50% 以上，不适合多吃，特别是超重和肥胖儿童要控制摄入量。现在市面上有一些柠檬沙拉汁和油醋汁，相对来说能量和脂肪含量略低一些，淋在蔬菜上味道也很不错，可以尝试一下。

○○○ 儿童的挑食、偏食

　　孩子不爱吃蔬菜是很多妈妈头疼的问题，挑食引发的矛盾也主要集中在这里。如果孩子只是不爱吃个别蔬菜，家长不必焦虑。作为人类可食用的植物性食物的一部分，目前全世界有上千个品种的可食用蔬菜，我国常见蔬菜也有 100 余种，所以不用过于纠结孩子不吃某一种蔬菜。孩子能在日常蔬菜中挑选出 10 种可以接受的蔬菜就不算不爱吃蔬菜，在此基础上多多尝试即可，比如，不爱吃菠菜，小油菜行不行？不爱吃小油菜，西蓝花行不行？不爱吃西蓝花，卷心菜行不行？

　　另外，在孩子口味培养的关键期要抓住机会让孩子养成爱吃蔬菜的习惯。孩子对于食材的好恶呈波动状态：婴幼儿添加辅食阶段，孩子对于食物味道接受度较高，这期间应尽可能多地给孩子尝试不同蔬菜的味道。2～6岁的孩子会对不熟悉、没吃过的食材有抗拒感，很多妈妈开玩笑说，孩子谨慎得过了头。其实这并不是坏事，这是人类进化的本能，毕竟在远古时代，陌生食物带来的危险无处不在。因此，2～6岁的孩子对陌生食物的抗拒行为很难改变。6岁以后，这种抗拒行为会慢慢减少，也就是说，6岁之后孩子尝试各种食物的兴致又会逐渐提高。

尝试过程中什么方法更有效，是讲道理、强迫还是反复尝试？有人曾做过这样的对照实验，将孩子分成两组，其中一组父母每天跟孩子讲一些关于多吃蔬菜有利于健康的道理，另一组孩子家的餐桌上经常出现某种他不喜欢吃的蔬菜。结果发现，相比讲道理，多次尝试做同一种食物更有效。

我曾经也有过这样的经历。第一次吃丝瓜这种蔬菜是在广州，当时觉得它的味道怪怪的，甚至感觉有种发霉的味道，很不喜欢。可耐不住朋友极力推荐，每次跟朋友聚餐都能吃到蒜蓉丝瓜这道菜，后来竟然慢慢喜欢上这种特别的味道。

相信只要家长有足够的耐心和正确的方法，孩子们爱上吃蔬菜指日可待！

带孩子吃转水果

• • • • • • • •

有不喜欢水果的人吗？应该很少，毕竟酸酸甜甜的水果很好吃。可实际上，中国人的水果消费量并不高，2010 ~ 2012 年中国居民营养与健康监测结果显示，城乡居民水果的平均摄入量才 40.7 克 / 天。

水果一般是作为零食出现的，不是中国人传统的主要食物，但随着人们生活水平的提高，更多水果走上餐桌，更多水果的营养价值被发掘。

○○○ 水果的好处

水果普遍含钾丰富，是膳食钾摄入的一个重要来源。杧果、黄桃、黄杏、柿子、橙子等橙色水果还可以提供丰富的胡萝卜素。同时，水果也是膳食中果胶（膳食纤维中的一种）的主要来源，适量摄入水果可以帮助儿童缓解和预防便秘。

猕猴桃、鲜枣、橙子、草莓等水果富含维生素 C，其余大部分水果维生素 C 含量不高，常见的苹果、梨、桃等水果维生素 C 含量几乎可以忽略不计。不过，水果最重要的好处之一是不需要烹饪，直接就可以吃，各种营养素相对保留完整，而且口感好，大部分孩子都喜欢吃。

水果的甜味主要来自水果中所含的葡萄糖、果糖和蔗糖，其中果糖的甜度最高，而且果糖在温度降低之后甜度还会增加，所以将果糖含量比较高的西瓜、苹果、葡萄等水果放入冰箱冷藏后的口感会更甜。炎热的夏季，美味的水果可以带来清甜的感觉，远比喝饮料要好得多。

• 小贴士

水果也并不那么完美，大部分水果的蛋白质含量少得可怜，几乎可以忽略不计，所以把水果当饭吃很不可取，特别是原本就消瘦的孩子，需要控制水果的摄入量。

○○○ 水果应该吃多少

水果吃得越多越好吗？答案是否定的。肥胖的儿童吃太多水果，会让体重更加超标；消瘦的儿童吃太多水果，正餐可能就吃不下多少食物，从而使营养不良的情况加剧。以下为不同年龄段孩子每日水果的摄入量。

●7 ~ 12 月龄：25 克~ 100 克。

- 2 ～ 3 岁：100 克 ～ 200 克。

- 4 ～ 5 岁：150 克 ～ 250 克。

- 6 ～ 10 岁：150 克 ～ 200 克。

- 11 ～ 13 岁：200 克 ～ 300 克。

- 14 ～ 17 岁：300 克 ～ 350 克。

对于体重正常的孩子，只要不影响正餐的摄入量，不破坏饮食均衡，适当多吃一些水果是没有问题的，而体重超标或者体重不足的儿童，需要控制水果的食用量。

○○○ 小心会 "伤娃" 的水果

杧果

很多儿童吃过杧果后，口唇或者下巴处会泛红、发痒，这是杧果蛋白酶的 "杰作"。儿童皮肤比较娇嫩，吃杧果时杧果汁接触了皮肤，其中的蛋白酶会导致皮肤产生过敏反应。

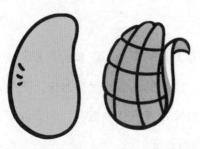

杧果含有蛋白酶是让孩子过敏的原因

几乎所有水果都有蛋白酶，区别只是活性强弱的问题。

如何安心享用杧果呢？其实也很简单，把杧果肉切成小丁，然后用叉子或小勺送入口中，不接触口唇部的黏膜就好了。

菠萝

很多人形容吃菠萝"扎嘴"，传
统方法是用盐水泡一泡再吃。过去流
行的说法是菠萝含有菠萝蛋白酶，现
在则有研究认为是菠萝中的草酸钙
针晶划伤口腔黏膜导致"扎嘴"，蛋
白酶并非关键。其实，盐水并不能破
坏菠萝蛋白酶，最多只能暂时抑制
酶的活性。所以，对儿童来说，这样"凶猛"的水果还是少
吃，或者选择成熟度较高的菠萝。

菠萝"扎嘴"是因为
它含有草酸钙针晶

还有不少水果会造成孩子过敏，如果孩子在吃完某类水果之
后产生不适，最好减少这类水果的摄入量。

○○○ 小心高能量水果

大部分水果能量不高，像苹果、梨、桃、葡萄等常见水
果能量一般在50千卡/100克左右，但是有一部分水果能量
特别高，吃多了会发胖，比如榴梿。

每100克榴梿能量高达150千卡，而同样100克的米饭
能量才120千卡左右，也就是说，榴梿比米饭的能量还要高。
这样的水果往往很好吃，一不小心就吃多了。类似榴梿这种
高能量水果比比皆是，以下是能量排名前十的水果。

能量排名前十的水果

排名	水果名称	能量
第一名	鳄梨	171 千卡 /100 克
第二名	榴梿	150 千卡 /100 克
第三名	酒枣	148.5 千卡 /100 克
第四名	鲜枣	125 千卡 /100 克
第五名	沙棘	120 千卡 /100 克
第六名	芭蕉	115 千卡 /100 克
第七名	冬枣	113 千卡 /100 克
第八名	波罗蜜	104.6 千卡 /100 克
第九名	大山楂	102 千卡 /100 克
第十名	百香果	97 千卡 /100 克

○○○ 吃水果还应该注意哪些事

吃水果怕凉怎么办？

怕吃凉的食物就尽量不要把水果放入冰箱，常温储存即可。天冷的时候，在有暖气的北方，可以把水果放在暖气上或者放在地热资源比较好的地上温一下。如果还是觉得水果凉，也可以把水果蒸煮之后食用。

水果可以煮熟吃吗？

当然可以。蒸煮后的水果除了维生素稍有损失，矿物质和果胶等大部分营养素被很好地保留，而且蒸煮之后的水果口感变得更软，很适合咀嚼功能还不是特别好的低龄儿童。

蒸煮水果的过程中最好不要往水果里加水，加水之后水果的甜度被稀释，但酸度没变甚至更强，导致水果口感变酸。还有的家长会通过放糖来改善口感，实际是额外增加了孩子糖的摄入量。

吃水果要不要削皮？

水果不可溶的膳食纤维主要在果皮上，把果皮去掉就损失了很多膳食纤维。但是，水果的农药残留也主要在果皮上，从食品安全角度出发，去掉果皮也是去除农药残留最简单有效的方法。那如何摄取水果中的膳食纤维？可以购买来源比较安全的水果，特别是有些不用去皮的水果，如草莓、桑葚等，或者使用品质比较高的果蔬清洁剂把水果清洗后再食用。

不爱吃蔬菜，可以用水果替代吗？

不可以！蔬菜和水果不是同类，所具备的营养特点也不同。蔬菜的能量低，同时还含有丰富的维生素、矿物质和膳食纤维；水果美味且无须烹饪，营养素保留得更完整。

儿童可以喝果汁吗？

尽量不要给儿童喝果汁。水果的优势之一是无须烹饪，直接就吃，营养素得到了很好的保留。如果榨成果汁，水果的糖类变成了游离糖（游离糖有害健康），维生素 C 也被氧化，要是把膳食纤维再过滤掉（果渣不太好喝），那好端端的一个水果就变成了一杯糖水。

果干营养价值怎么样？

纯果干去掉了水分，会显著减少水果中原有的维生素 C 等水溶性维生素的含量，但其他的营养素保留得比较完整。

水果变成果干的过程也是一个营养素浓缩的过程，例如矿物质和果胶，因此，果干有一定的食用价值。但水果变成果干后能量也得到极大的提升，所以不要吃太多。需要注意的是，不要给孩子买加了糖或油的果干或果脯。

吃好每天三顿饭

解决儿童营养问题的根本是——吃好每天三顿饭，但想要做到这一点却不容易。《中国居民营养与健康状况调查》显示，2010 ～ 2012 年，6 ～ 11 岁儿童中有 6.5% 达不到一日三餐，而这个占比在 12 ～ 17 岁儿童中高达 14.2%，其中以不吃早餐为主。一日三餐都保证不了，谈何营养呢？

如何吃好每天三顿饭？

从营养的角度简单总结如下：

● 早餐吃好。

● 午餐吃饱。

●晚餐查漏补缺。

○○○ 早餐吃好，上午精力充沛

　　早餐是一天当中最重要的一餐，不吃早餐或者早餐搭配不合理，很容易导致儿童注意力涣散，影响上午的学习效率。

　　营养丰富的早餐可以提升孩子的学习效率

　　经过一晚的空腹（没吃东西），早晨起床后血糖水平非常低。虽然很多人并没有觉得饿，那是因为夜晚身体主动调低了血糖水平，毕竟睡眠中也不需要保持大脑清醒，人体适应了这种低血糖的状态。

　　起床之后，能量消耗开始增加，特别是大脑，对血糖的消耗极大，没有葡萄糖的补充，很快大脑就开始有"意见"了。上午 10 点多的时候反应最为明显，肚子开始咕咕叫，这时大脑很难集中注意力，学习状态开始游离。

　　营养早餐搭配的"四件套"

　　一份营养的早餐，"四件套"少不了。这"四件套"是什么呢？

●一份主食（1 碗）。

●一份鸡蛋或肉类的蛋白质类食物（1 掌心大小）。

●一份蔬菜（1 拳头量大小）。

●一份奶制品（1 盒牛奶 / 酸奶）。

主食提供充足的葡萄糖，蔬菜可以保证很强的饱腹感，鸡蛋或肉类提供优质蛋白质的同时还可以帮助减缓主食消化的速度，再加上一杯牛奶，提供丰富的蛋白质和钙，这样的搭配既营养又抗饿，可以让孩子一上午的学习精力都很充沛。

提前规划，实现快手营养早餐

很多家长苦恼早上时间紧张，每天早晨花大量的时间给孩子做早餐不太现实。建议大家把一些早餐的准备工作提前，例如，第二天早餐要做牛排配西蓝花，可以在前一天晚上把牛排腌好，第二天早上从冰箱里拿出来，稍微煎5分钟左右就可以吃。西蓝花、胡萝卜也可以在晚上切配好放入冰箱，第二天早上洗净焯水，浇个汁或快炒，或者做成蔬菜沙拉，再配上提前煮好的米饭和一杯牛奶，就是一顿很完美的早餐。

早上尽量不做炖菜这类比较耽误时间的菜，而且孩子还不一定吃得下去。

下面为大家提供几个快手早餐的方案作为参考，如酸奶水果燕麦杯、三明治、自制汉堡、香蕉松饼、鸡蛋蔬菜饼、番茄疙瘩汤等。还可以提前制作或购买一些方便的主食，例如馒头、豆沙包、面包、馄饨、包子、饺子等。有一些有预约功能的厨房电器，可以在头一天晚上预约制作早餐，帮助提高烹饪效率。

只要提前计划、合理规划时间，完全可以实现既快手又营养的家庭"四件套"早餐。

○○○ 午餐吃饱，下午学习不累

学龄儿童的午餐一般都在学校进食，孩子学会自主搭配饮食尤为重要。

家长可以教孩子按照"111"模板配餐法选择午餐，即1份定量主食、1拳头量的蔬菜、1手掌心大小的蛋白质类食物。考虑到中午距离晚餐的时间较长，中午的蛋白质可以略多一些。

午餐八分饱即可。古语有云："已饥方食，未饱先止。"中午吃得过饱（特别是主食吃得多）会产生大量五羟色胺，五羟色胺在大脑里堆积会使人困倦，下午上课时昏昏欲睡，影响学习状态。

另外，午餐后要注意补充水分，缺水也会影响儿童的认知能力和注意力。下午上课前可以陆续补充300毫升左右的水分。

○○○ 晚餐会吃，一天饮食的查漏补缺

蛋白质的查漏补缺

晚餐可以对一天的饮食进行查漏补缺，特别是对于蛋白质类食物来说。例如，早上吃了鸡蛋，中午吃了肉和豆腐，晚餐就可以安排吃一些鱼虾类蛋白质食物；中午吃了鱼虾和

豆腐，晚餐就可以安排肉类；等等。

蔬菜的查漏补缺

学校的午餐通常绿叶蔬菜会相对少一些，主要是因为绿叶蔬菜不方便处理，烹制时间长口感和色泽都会变差。但绿叶蔬菜营养价值突出，每天摄入的蔬菜至少应占全天食物的 1/3 以上。晚餐刚好可以弥补午餐吃不够绿叶蔬菜的缺憾。当然，除了绿叶蔬菜，其他蔬菜也适用于查漏补缺的原则。

主食的查漏补缺

学校的午餐中粗粮相对较少，因此早餐、晚餐应当尽量粗细搭配，杂粮饭、杂粮馒头、红薯、芋头等薯类的摄入，可以让孩子的营养摄入更全面，实现每天的食物多样化。

初中生、高中生晚餐后可以适量加餐

初中生、高中生睡觉时间相对较晚，经常要在晚饭后继续学习，晚餐主食可以略少一些，然后在 20 点~21 点安排一次加餐。

加餐的目的是增加大脑学习的动力，所以要挑选大脑喜欢的食物（含碳水化合物较多的食物），牛肉干、鸡蛋、坚果等零食几乎不含碳水化合物，不宜作为加餐。此时加餐更适合选择水果、酸奶、面包片等零食。

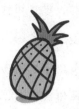

水果、酸奶、面包片等适合晚上加餐

• 小贴士

注意，夜间加餐不宜过多，因为晚餐后体力活动很少，多余的能量很容易转化成脂肪，造成儿童超重和肥胖。

○○○ 科学选择零食

零食，指一日三餐以外吃的所有食物和饮料（不包括水）。

我国城市儿童吃零食、喝饮料的情况比较普遍，调查研究表明，北京、上海等一些大城市儿童零食消费比例在 98% 以上。《中国居民营养与健康状况监测（2010 ~ 2012 年)》结果也显示，有 32.9% 的 6 ~ 11 岁的儿童和 42.3% 的 12 ~ 17 岁青少年每周至少喝一次饮料。

儿童应该吃零食吗？

儿童正处于生长发育阶段，如果按照每千克体重需要摄入的营养素和能量来算，儿童对于能量和营养素的需求都高于成年人，所以适当地吃零食对儿童有益，零食可作为正餐之外营养的有益补充。但是，孩子们喜爱的零食很多都是高能量、高油、高糖、高盐的"四高"零食，它们的摄入会严重损害儿童的健康。所以，帮助孩子选择健康零食，少吃或不吃不健康零食就很重要。

选择健康零食

进食零食的时间主要指非正餐时间，所以零食名单中出现一些正餐中常出现的食物也很正常。

推荐与限制的零食

推荐的零食	限制的零食
□ 新鲜水果、蔬菜（黄瓜、西红柿）	□ 果脯、果汁、果干、水果罐头等
□ 奶及奶制品（液态奶、酸奶、奶酪等）	□ 乳饮料、冷冻甜品类食物（冰激凌、雪糕等）、奶油、含糖饮料（碳酸饮料、果味饮料等）
□ 谷类（馒头、面包、玉米）	□ 膨化食品（薯片、虾条等）、油炸食品（油条、麻花、油炸土豆等）、奶油蛋糕
□ 薯类（紫薯、甘薯、马铃薯等）	
□ 鲜肉及鱼肉类	□ 咸鱼、香肠、腊肉、鱼肉罐头等
□ 鸡蛋（煮鸡蛋、蒸蛋羹）	
□ 豆及豆制品（豆腐干、豆浆等）	□ 烧烤类食品
□ 坚果类（磨碎食用）	□ 高盐坚果、糖浸坚果

教会孩子看食品标签

学会看食品标签，就可以很轻松地识别出那些高能量、高油、高糖、高盐的零食，同时也能分辨出食物的好坏。让孩子懂得"差"的零食到底差在哪里，这比简单粗暴的"不许吃"可能更有效。关于学看食品标签的方法在第1章的相关内容中可以找到。

儿童饮食谣言与误区

· · · · · · · · · ·

网络上存在各种关于吃的谣言。这可能与大众对于饮食的高关注度和所掌握健康知识不足有关。这个时代，获取信息的途径很多，信息爆炸似的增长，各路信息像潮水般涌来，家长们迷惑了，到底听谁的？

当大家被唬人的"新观点"震惊时，先不要着急，让我们一起抽丝剥茧，你就会发现谣言和误区虽然很多，但无非是几种类型，例如，食物相克系列、儿童能不能吃系列、食材谣言和误区系列，等等。如果把谣言的底层逻辑搞清楚，自然就能拨开迷雾见真相。

○○○ 食物相克谣言和误区系列

菠菜和豆腐不能一起吃，牛奶和橘子不能一起吃，牛奶和鸡蛋不能一起吃，海鲜和水果不能一起吃，等等，这一类问题属于食物相克系列，是比较常见的一类谣言和误区。

食物相克说法很多，从古代流传至今。网络上可以查询到相当多食物相克的条目，粗略统计大概有 1000 多种。

如果你坚信食物相克，把上千种相克的食物背熟之后会发现，做饭变成了一件异常艰难的事情，也很难做到食物多样化。这跟现代科学的均衡饮食推荐是背道而驰的。实际上，到目前为止，并没有由于食物相克导致的食物中毒案例以及相关的报道，食物相克更多是大家的"口口相传"。接下来，让我们一起来了解几款经典的食物相克真相。

菠菜和豆腐不能一起吃？

研究发现，菠菜含有大量草酸，豆腐含有大量钙，草酸可以与钙结合，形成草酸钙，影响钙的吸收。实际上，这个影响并不大，只需要将菠菜焯一下水就可以破坏草酸。焯过水的菠菜再与豆腐一起做汤、炒菜，怎么烹饪都没有问题。

牛奶和橘子不能一起吃？

把橘子汁倒到牛奶中，牛奶会产生絮状的沉淀物，这是食物相克吗？并不是！真相是橘子的酸改变了牛奶的 pH 酸碱度，导致牛奶中的蛋白质不能很好地溶解，蛋白质形态发生变化，产生絮状物沉淀。不过，这个反应即使不在牛奶杯中发生，也会在胃里发生。胃液是强酸，几乎所有食物中的蛋白质进入胃中在形态上都会发生一定的改变，这种变化可减缓食物流动的速度，让蛋白质更好地消化。

海鲜和水果不能一起吃？

"海鲜和水果不能一起吃，否则会产生有毒的砒霜"，这个谣言流传更广。产生砒霜需要两个条件：大量的海鲜和大量的维生素 C。大部分水果维生素 C 含量不是很高，想要达到产生砒霜的量，需要吃很多水果才可能发生。

《中国居民膳食指南（2016）》中专门介绍如何正确地看待食物相克。中国营养学会委托兰州大学对 100 名健康的人进行了所谓的相克食物的试吃实验，例如，猪肉加百合、鸡肉加芝麻、马铃薯加番茄等，连续观察了一周，也没有发现任何异常反应，还有诸多其他实验的研究结果都表明食物相克是不成立的。

● 小贴士

　　古人总结出的各种食物相克很可能受到当时卫生条件以及食品储藏条件的限制，导致一些食物中毒的发生，由此慢慢积累起各种食物相克的理论。但如今，时代已经发生变化，我们应该科学地看待食物之间的联系，做到正确、合理饮食。

○○○ 儿童不能吃某种食物的谣言和误区系列

儿童不能喝豆浆？儿童不能吃粗粮？儿童不能吃炸鸡？一些明明很健康的食材，为什么大人能吃而孩子不能吃？如果这些食材是健康的，大人吃没有问题，儿童吃应该也没有问题。如果大人可以吃，儿童却不能吃，那它的营养价值首先要打个问号。

儿童可以喝豆浆吗？

豆浆含有大豆异黄酮，这是一种弱雌激素作用的植物化学物质，具有双向调节的作用。如果雌激素不够，喝豆浆可以起到一定的补充作用；如果雌激素分泌较多，豆浆可以抑制一部分雌激素的效用，相当于减少了一部分雌激素的作用。豆浆对于儿童是很好的饮品，但最好喝原味不加糖的豆浆。

儿童要少吃粗粮吗？

无论是成年人还是儿童都应该吃粗粮，而且最好从小培养爱吃粗粮的习惯，毕竟成年以后培养任何习惯都比儿童时期困难得多。但对于儿童来说，粗粮比例不宜过大，过多的膳食纤维会影响钙、铁、锌等矿物质的吸收。另外，胃肠功能本身就比较弱的孩子要适量吃粗粮，过多的粗粮容易引起胀气，影响儿童胃口和进食量。

儿童不能吃炸鸡吗？

比较流行的说法是鸡肉含有激素，容易导致儿童性早熟。

爱吃炸鸡的孩子如果有性早熟问题，最大的可能性不是因为炸鸡吃得多，而是因为油炸食品吃得多造成肥胖，而肥胖是造成性早熟的重要因素之一（第 3 章中有关于儿童性早熟的详细介绍）。

现在的鸡长得比较快并不是激素的作用，而是一种人工选择的结果。人们需要长得更快的鸡，就像人们需要产量更高的水稻一样，所以不断地选择和培育长得更快的鸡，这是一种选择性的进化。

鸡肉真正应该担心的是抗生素问题。鸡是小家禽，一旦生病会大面积传染，养殖户一般会对鸡舍里的鸡常规性定期使用一些抗生素，以防止鸡生病。所以，不建议高频率地吃鸡肉，但一周吃一两次没有问题。

○○○ 食材营养的谣言和误区系列

喝骨头汤补钙、喝牛奶致癌、生病不能吃发物等谣言和饮食误区的话题从未停止。

喝骨头汤补钙吗？

奶白色的骨头汤给人一种像牛奶一样含丰富钙的感觉，但骨头汤里实际上并没有多少钙，因为骨钙很难溶出，加醋也不行。曾经有人做过实验，把 500 克带骨的排骨加水煮 70 分钟后，汤里的钙含量只有 25 毫克左右，还不如喝一口牛奶（含钙 107 毫克 /100 克）。那奶白色的汤是怎么来的？它只是汤中的脂肪被蛋白质很好地包裹之后产生的一种物理现象而已。

喝牛奶致癌吗？

有不少家长听信了喝牛奶致癌的说法，不让孩子喝奶。目前，关于喝奶致癌的相关研究大都是基于西方发达国家牛奶饮用过量（平均每人每天饮奶 1 千克）的情况，而我国人均饮奶量只有几十克，远达不到中国营养学会膳食宝塔的推荐量，过量更无从谈起。并且，无论是世界卫生组织、世界粮农组织，还是中国营养学会等权威机构，都建议每天饮奶。适量奶的摄入对各类人群健康都是有益的。

生病不能吃发物吗？

"发物"这个概念在民间流传很广，人们似乎也愿意接受这样的理念。孩子一生病，就不让吃很多东西，甚至是不敢吃，比如，不吃鸡蛋、不吃海鲜、不吃牛肉和羊肉、不吃韭菜……但孩子生病的时候，对蛋白质、维生素 A、铁、锌等营养素的消耗增多，应该比没生病时更注意饮食均衡和营养的摄入，只喝粥、吃蔬菜，营养能跟得上吗？除非是对食物有过敏反应或某些疾病的特殊要求，否则即便生病也要注意饮食均衡和食物的多样化。

第 **3** 章

· · · ·

关注影响
孩子长高的
外界因素

· · · ·

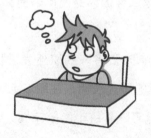

CHAPTER THREE

15 岁的女孩儿琳琳跳舞很有天赋，梦想是考入舞蹈专科院校，未来成为一名舞蹈家。可她的身高只有 1.5 米，而且最近一年没怎么长个儿，但报考舞蹈学院对身高有一定的要求。这两年，琳琳的妈妈尝试了各种方法帮她长个儿都没效果，最后到医院一检查，发现琳琳的骨骺已经停止生长，她不可能再长高了！像这样因为身高问题而影响升学的例子不在少数。

身高还可能影响孩子将来的职业发展！一项来自美国《应用心理学杂志》的研究表明，在职场上，每多出大约 2.5 厘米的身高，或许就意味着每年能多挣 789 美元。而在中国，类似的调查也不少，其中一个调查数据也很惊人，身高每增加 1 厘米，年收入平均会增加 1.3%。

儿童身高的影响因素

· · · · · · · · · ·

  父母个子高，孩子自然更容易长成高个子；父母个子矮，孩子很大概率也容易个子偏矮。但也有不少孩子通过营养和运动干预，成功突破了父母的遗传限制，高出预期身高很多；相反，也有很多孩子身高没长过父母。中国儿童少年基金会2017年9月发布的《中国儿童身高管理现状调研报告》中的调研数据显示，超过五成中国宝宝目前未达到遗传身高，近八成中国宝宝可能未来身高达不到父母预期。究竟哪些因素会影响孩子的身高呢？

○○○ 遗传对儿童身高的影响

  基因是决定孩子身高的最大因素，占全部影响因素的60% ~ 70%，其他如饮食、运动、睡眠、心理、环境等占30% ~ 40%。基因占比虽高，但剩下30% ~ 40%也有机会改变命运，只要方法科学，通过后天努力完全可以"弯道超车"！

  基因对儿童身高最重要的影响主要体现在青春期，来自父母的遗传基因很大程度会决定孩子进入青春期的时间和青春期突长的高度。

○○○ 营养对儿童身高的影响

营养是除基因外对身高影响最重要的因素。营养对身高发育全过程都有重要影响，特别是对于 5 岁以下的儿童，他们的身高很大程度是由喂养的营养状况决定的。

2020 年一项研究评估 200 个国家地区青少年身高的结果显示，目前身高排名世界第一的是荷兰人，荷兰男性平均身高为 183.8 厘米。而荷兰男性在 1914 年的平均身高还只有 169 厘米。

同一基因条件下，是什么原因让荷兰人在 100 年后平均身高跃居世界第一？答案是营养！"二战"后，荷兰人民的总体生活质量得到明显改善，饮奶量非常高，而且荷兰有专门的育儿咨询机构，会持续监测孩子的身高和体重，一旦发现孩子体型偏小，就会为父母提供营养建议，及时进行干预。种种营养举措使得荷兰人的身高一跃成为世界第一。

○○○ 运动对儿童身高的影响

体育锻炼可以刺激骨骼发育，增加骨骼的骨矿物质含量和骨密度，有助于促进骨骼、肌肉和关节的健康，让孩子们的骨骼更结实。运动还有助于释放生长激素，促进孩子长个儿。有研究表明，爱运动和不爱运动的孩子身高可以相差 10

厘米。

不过，一个震惊世界的消息是——全世界大部分孩子运动量都不达标。2019 年，世界卫生组织发表于《柳叶刀——儿童与青少年健康》的首份青少年身体活动不足的报告显示，世界上每 5 个孩子中就有 4 个孩子运动不足，而中国青少年运动不足比例竟然高达 80% ～ 89%。

○○○ 睡眠对儿童身高的影响

好好睡觉，真的会长个儿！

跟长高关系最为密切的激素莫过于生长激素。生长激素，顾名思义，是促进身体生长的激素，在儿童生长发育中起着关键性作用。

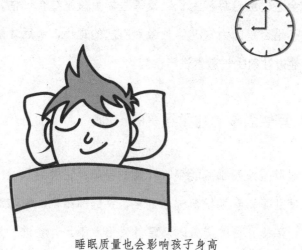

睡眠质量也会影响孩子身高

生长激素的分泌是脉冲式的，即一波一波地分泌，而且分泌主要发生在夜间，尤其是深睡眠的时候，占每日生长激素产量的 85% 以上，所以充足的睡眠很重要。第 1 章中有关于最佳睡眠时长的建议，大家可以回顾相应的内容。

○○○ 生长激素对儿童身高的影响

人体参与骨骼发育的激素很多，如甲状旁腺素、降钙素、维生素 D、生长激素等，其中最为人们熟知的就是生长激素。生长激素会刺激肌肉、骨骼的生长，是 2 岁以后对孩子生长发育影响最重要的激素。

不过，生长激素也不是什么灵丹妙药，无法解决所有问题，更不是所有孩子都适合通过注射生长激素来提升身高。医生会通过测骨龄和生长激素等医学手段来综合评估，弄清楚孩子是否是因为缺乏生长激素引起的矮小，最后才能决定是否通过注射生长激素进行治疗。

○○○ 其他因素对儿童身高的影响

过胖或过瘦都可能影响儿童的身高：过胖导致的性早熟可能使儿童青春期发育提前到来，并提前结束，影响最终的身高；消瘦儿童的能量以及营养素摄入不足，会进一步影响生长激素分泌，导致发育迟缓。

近年来，学业压力过大、家庭不和睦等问题导致的儿童情绪问题日益突出，而情绪问题也可能影响身高，特别是对于女孩的影响更为突出。美国一项研究发现，青春期前后的少女如果长期忧虑，其身高将比其他少女平均矮 2.5 厘米～ 5 厘米，这可能也与情绪障碍影响了生长激素的分泌有关。

◆ 小贴士

儿童身高的影响因素中，基因最重要，但无法干预。

如果想长大个儿，需要通过均衡的营养、适当的运动、充足的睡眠等多方面努力来实现"弯道超车"。

正确测量孩子的各项身体指标

你会定期给孩子测身高、体重吗？

在儿童营养咨询的过程中，当问到孩子身高、体重的时候，不少家长含糊其词。更糟糕的是，还有人回答："哎呀，好久没测过了。"等测量完体重又惊呼："都这么胖了？"

儿童生长发育指标是了解儿童发育状况的最直观数据，包括身高、体重、头围、腰围、BMI（身体质量指数）等。其中，6 岁以上的儿童主要关注的指标就是体重、身高、腰围、BMI。通过持续测量这些指标，可以判断儿童身高、体重等发育状况，家长也可以掌握孩子基本的健康状况。当然，准确获得孩子健康指标的第一步，就是掌握准确测量这些身体指标的方法。

○○○ 正确测量孩子的身高

　　测量时间：上午 10 点左右。

　　一天之内身高的变化规律是晨起最高、睡前最低，这是

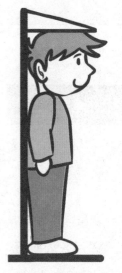

测量身高的理想时间
是上午 10 点

因为一天的活动和体重的压迫使椎间盘变薄、足弓变浅、脊柱弯曲度增加。因此，一般早上要比晚上高 1 厘米～2 厘米。测量身高的理想时间是上午 10 点，测量结果相对比较准确和稳定。

　　测量工具：家用身高尺。

　　测量方法："三点靠立柱，两点呈水平"。

　　赤脚，在身高尺前站好，足跟、

124

骶骨部及两肩胛间与立柱相接触，两眼平视前方，耳屏上缘与两眼眶下缘最低点呈水平位。用三角尺或者硬一些的书平行于身高尺进行测量。

测量数值：以厘米为单位，精确到 0.1 厘米。

每次测量身高时应测量 2 次，每次误差 ＜0.5 厘米，取平均值。

小贴士

如果家里用的是需要贴在墙上的身高尺，注意墙要平整。另外，为了避免误差，身高尺贴在墙上之前需用卷尺矫正身高尺的读数是否正确。

每次测量身高后的结果需记录下来，包括日期和身高两项数据，然后粘贴在身高尺旁边。也可以记录在生长曲线表上，一段时间后就可以绘制出孩子的生长曲线。

○○○ 正确测量孩子的体重

测量时间：早上，空腹，排空大小便后测量。

一天内体重的变化规律一般是晨起最低、晚餐后最高。因为前一天很多食物还没有消化完毕，所以晚上测量最不准确，而早上排空大小便之后测量，基本上可以排除头一天饮食对体重的影响。注意，中午饿肚子时不算空腹。

测量工具：家庭体重秤。

将体重秤放置于平地，检查地面是否平坦。由于体重秤的称重原理不同，不同体重秤之间可能会有误差，即便同一台体重秤放在不同位置数值也可能不同，所以每次测量尽量使用同一台秤，并在同一个位置称体重。

测量方法：

穿背心（或短袖衫）和短裤，安静地站在秤台中央。如果因天气原因需要多穿衣物，可估计或测量衣物的重量，将测得的体重减去衣物的重量，获得最后的体重值。

测量数值：以千克为单位，精确到 0.01 千克。

每次测量体重时应测量 2 次，每次误差不超过 0.1 千克，取平均值。

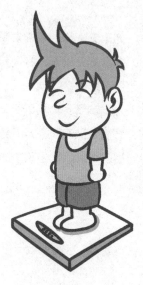

体重应在早上、排空大小便后空腹测量

126

○○○ 正确测量孩子的腰围

测量工具：软尺。

测量方法：最准确的测量方法——站直，双手自然下垂，在肋骨下缘与髂前上棘[1]连线的中点做标记，软尺通过中点测量腰围，保证软尺是水平位置，呼气末测量。

还有一个较简单的测量方法——肚脐上 1 厘米左右定点，保证软尺是水平位置，呼气末测量。

测量数值：以厘米为单位，精确到 0.1 厘米，取 3 次测量的平均值。

注意：软尺轻贴皮肤，不要用力挺胸或收腹，保持自然呼吸状态，呼气末测量。

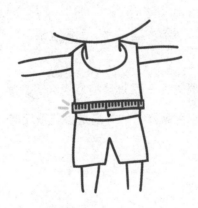

测量腰围时定点在肚脐上 1 厘米左右

---

[1] 髂前上棘，指髂骨翼上缘的前端位置。

两张表格，判断孩子高矮

"老师，我儿子的身高是否达标？""老师，我女儿的体重是不是超标了？""老师，我儿子是不是有点儿瘦呀？"……这些是在儿童发育相关咨询中经常遇到的问题。我总结了一下，问这些问题的家长对儿童各项体格指标的标准并不了解。

儿童的体格评价体系是一个相对比较专业和复杂的体系，通常由儿科医生、学校保健医或儿童营养师对儿童进行体格评价。不过，家长通过学习，掌握一些简单的方法，也可以自行判断和监测孩子的身体发育状况。

○○○ 孩子矮不矮？看一张表格就够了

在身体发育方面，家长最担心的事情莫过于孩子个子矮，下面这张表可以判断孩子的身高是否属于发育迟缓。

世界卫生组织男女年龄性别身高生长迟滞判定

年龄（岁）	男（单位 cm）	女（单位 cm）
6 ~	<108.7	<107.4
7 ~	<113.6	<112.4
8 ~	<118.3	<117.6
9 ~	<122.8	<123.0
10 ~	<127.3	<128.7
11 ~	<132.2	<134.7
12 ~	<137.9	<140.2
13 ~	<144.5	<144.4
14 ~	<150.8	<147.1
15 ~	<155.5	<148.5
16 ~	<158.8	<149.2
17 ~	<160.6	<149.7
18	<161.6	<150.0

　　如果发现孩子身高小于表格中所列的数据，特别是在孩子小时候，最好去医院进行相应的检查，找出影响身高发育的原因。

○○○ 身高发育如何，看生长曲线图

　　排除发育迟缓并不能让人彻底安心，毕竟孩子身高到底

怎么样还是未知数，而且单独测量一次身高，只能反映孩子目前的身高状况，无法了解孩子在一段时间内究竟长得怎么样。使用生长曲线图是一个很好的解决方法。

通过生长曲线图，可以了解孩子在同龄人中的生长发育水平，还可以评估孩子营养改善（例如增高、增重或减重）后的效果，最重要的是可以及时发现孩子生长发育过程中的异常状况，例如性早熟（后文有详细介绍）。

下图为世界卫生组织的年龄 / 身高生长曲线图，分为男孩款和女孩款，可以用于记录孩子生长发育的情况。这里为大家介绍一下使用方法。

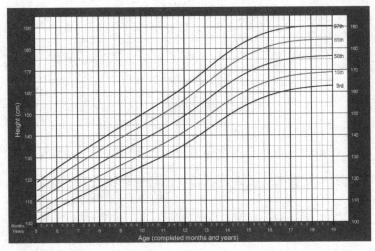

5 ～ 19 岁男孩年龄别身高百分位数

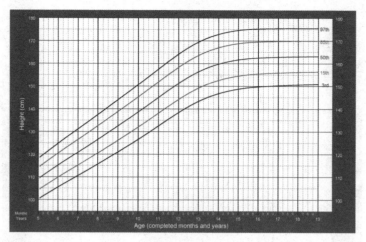

5～19岁女孩年龄别身高百分位数

● 横坐标代表年龄，中间3、6、9代表月份。

● 纵坐标代表身高，单位是厘米。

以某男孩为例，11岁3个月，测量身高148厘米，在男孩身高生长曲线图中找到相应的定位点并做上标记。

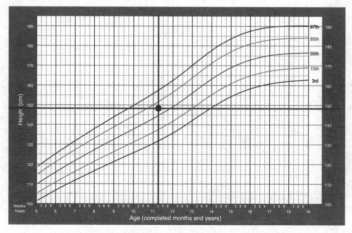

11岁3个月/148厘米生长曲线图定位点（男孩）

多次测量后将各标记连成曲线，这时孩子的发育情况就会一目了然。很显然，孩子所在的曲线越高，代表在同龄人中长得越高，反之则越矮，如下图所示。

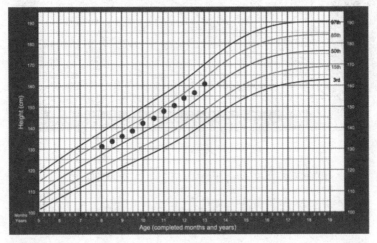

某男孩 8 ~ 13 岁身体发育情况（正常）

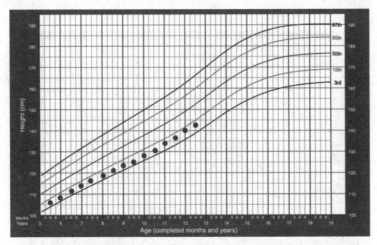

某男孩 5 ~ 13 岁身体发育情况（正常）

曲线代表变化趋势，最好一直沿着同一个发育趋势生长，保持发育稳定，比如，出生的时候身高在 50th，并且一直保持在 50th 的曲线左右，就表示孩子发育得很好。假如孩子出生以后在 10th 附近的生长曲线上，而且后续一直在 10th 的曲线上生长，也算是比较健康的生长速度。简单来说，就是沿着自己的曲线（除了发育迟缓）生长就是健康的。但需要注意的是，当孩子身高处于 3rd 曲线以下，为中度发育迟缓，需要家长引起重视，应及时进行干预。

• 小贴士

不用盲目地追求"跳级"（从原来的曲线范围跳跃到上一条曲线范围）。毫无征兆的"跳级"很可能是孩子的生长发育提前（性早熟），这种提前进入青春期的状况要引起高度重视，及时干预，以免影响孩子的最终身高。

当孩子的生长曲线出现以下异常状况的时候，请家长注意。

下页第一张图显示的是一名 9 岁女孩，于 8 岁前开始了跨越曲线的增长。判断可能存在性早熟的情况，导致提前进入发育高峰期，如果不加干预，会提前结束青春期，等到生长发育结束再干预就来不及了。

下页第二张图是一名 10 岁男孩在 9 岁左右生长发育曲线

趋于平缓，最近半年身高几乎没有增长，需要排查造成发育缓慢的原因。

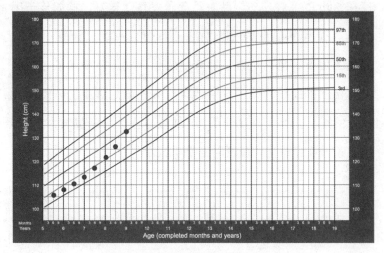

9岁女孩提前出现跨曲线增长（寻常）

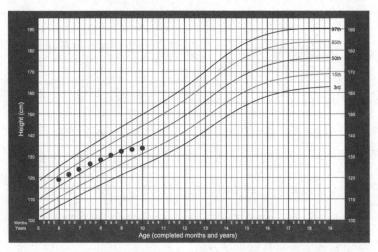

10岁男孩9岁左右开始出现发育平缓（异常）

○○○ 结合本土情况判断身高的方法——相对身高排名

世界卫生组织在制定儿童生长曲线时，研究范围包括儿童生长发育比较好和略差的国家。国内的一些权威机构制定的生长曲线也有同样的问题，对于一些经济发展较好（例如北京、上海）或者传统上人们个子就比较高（例如东北）的地区，可能容易忽视孩子身高不足的问题。所以，从实际出发也可以用更为简单的方法——相对身高排名。

孩子上学以后，班级会根据身高排队，最矮的同学排在第一位，或者最高的排在第一位，然后根据身高依次排列。数一数孩子在班级里同性别的同学中身高位于第几名，再数一数班级里同性别同学人数，大概可以判断孩子目前身高所处的位置，这种方法简单、实用。

例如，某孩子班里有 25 名男生，孩子在班上按由高到矮的顺序排在第五，（25 − 5）÷ 25 = 80%，孩子大概位于该地区儿童身高的 80th 曲线上。

女孩 10 岁左右、男孩 12 岁左右会进入青春期，这是人生的第二次生长发育高峰期。进入青春期后，孩子可能在短短半年内就长高 5 厘米～6 厘米。

如果孩子正处在青春期发育前后，还需结合生长曲线进一步判断孩子的身高情况。只要孩子的发育沿着原有生长曲线正常进行，就不用纠结为何很多同学都"超车"了。

两张表格，判断孩子胖瘦

● ● ● ● ● ● ● ● ●

通过目测的方法判断孩子的胖瘦会存在偏差。例如，很多家长特别是一些长辈，认为孩子吃得白白胖胖，才是健康的，导致很多孩子正在变成"小胖墩"也没有察觉；相反，有一些体型正常的孩子，家长总觉得孩子吃得不够，太瘦了，千方百计地想让孩子多吃一些，结果评估之后孩子的体重是正常的，只是跟身边超重和肥胖的孩子一对比，看起来像"豆芽菜"！

通过计算 BMI 和测量腰围来判断孩子胖瘦更为科学和精准。通过计算和简单测量，可以判断孩子的体型是否正常，及时发现孩子体重不足或者体重超标的问题，并尽早干预！

○○○ 计算BMI，判断体型胖瘦

BMI，也称为身体质量指数，是目前全球应用最广泛的评价成人和儿童体重是否正常的标准。BMI计算公式如下：

BMI = 体重（kg）÷ 身高（m）^{2}

成人BMI正常范围是18.5 ~ 23.9。儿童与成年人不同，儿童BMI的标准随着年龄和性别发生变化，但基本规律是BMI越高，肥胖程度越高。以下是6 ~ 18岁儿童筛查消瘦、正常、超重和肥胖的标准。

中国6 ~ 18岁儿童营养状况的BMI标准（kg/m^2）（男童）				
年龄／岁	消瘦	正常	超重	肥胖
6.0 ~	≤ 13.4	13.5 ~ 16.3	≥ 16.4	≥ 17.7
6.5 ~	≤ 13.8	13.9 ~ 16.6	≥ 16.7	≥ 18.1
7.0 ~	≤ 13.9	14.0 ~ 16.9	≥ 17.0	≥ 18.7
7.5 ~	≤ 13.9	14.0 ~ 17.3	≥ 17.4	≥ 19.2
8.0 ~	≤ 14.0	14.1 ~ 17.7	≥ 17.8	≥ 19.7
8.5 ~	≤ 14.0	14.1 ~ 18.0	≥ 18.1	≥ 20.3
9.0 ~	≤ 14.1	14.2 ~ 18.4	≥ 18.5	≥ 20.8
9.5 ~	≤ 14.2	14.3 ~ 18.8	≥ 18.9	≥ 21.4
10.0 ~	≤ 14.4	14.5 ~ 19.1	≥ 19.2	≥ 21.9
10.5 ~	≤ 14.6	14.7 ~ 19.5	≥ 19.6	≥ 22.5

年龄／岁	消瘦	正常	超重	肥胖
11.0 ~	≤ 14.9	15.0 ~ 19.8	≥ 19.9	≥ 23.0
11.5 ~	≤ 15.1	15.2 ~ 20.2	≥ 20.3	≥ 23.6
12.0 ~	≤ 15.4	15.5 ~ 20.6	≥ 20.7	≥ 24.1
12.5 ~	≤ 15.6	15.7 ~ 20.9	≥ 21.0	≥ 24.7
13.0 ~	≤ 15.9	16.0 ~ 21.3	≥ 21.4	≥ 25.2
13.5 ~	≤ 16.1	16.2 ~ 21.8	≥ 21.9	≥ 25.7
14.0 ~	≤ 16.4	16.5 ~ 22.2	≥ 22.3	≥ 26.1
14.5 ~	≤ 16.7	16.8 ~ 22.5	≥ 22.6	≥ 26.4
15.0 ~	≤ 16.9	17.0 ~ 22.8	≥ 22.9	≥ 26.6
15.5 ~	≤ 17.0	17.1 ~ 23.0	≥ 23.1	≥ 26.9
16.0 ~	≤ 17.3	17.4 ~ 23.2	≥ 23.3	≥ 27.1
16.5 ~	≤ 17.5	17.6 ~ 23.4	≥ 23.5	≥ 27.4
17.0 ~	≤ 17.7	17.8 ~ 23.6	≥ 23.7	≥ 27.6
17.5 ~	≤ 17.9	18.0 ~ 23.7	≥ 23.8	≥ 27.8
18.0	≤ 17.9	18.0 ~ 23.9	≥ 24.0	≥ 28.0

中国 6 ~ 18 岁儿童营养状况的 BMI 标准（kg/m^2）（女童）

年龄／岁	消瘦	正常	超重	肥胖
6.0 ~	≤ 13.1	13.2 ~ 16.1	≥ 16.2	≥ 17.5
6.5 ~	≤ 13.3	13.4 ~ 16.4	≥ 16.5	≥ 18.0
7.0 ~	≤ 13.4	13.5 ~ 16.7	≥ 16.8	≥ 18.5
7.5 ~	≤ 13.5	13.6 ~ 17.1	≥ 17.2	≥ 19.0
8.0 ~	≤ 13.6	13.7 ~ 17.5	≥ 17.6	≥ 19.4
8.5 ~	≤ 13.7	13.8 ~ 18.0	≥ 18.1	≥ 19.9
9.0 ~	≤ 13.8	13.9 ~ 18.4	≥ 18.5	≥ 20.4
9.5 ~	≤ 13.9	14.0 ~ 18.9	≥ 19.0	≥ 21.0
10.0 ~	≤ 14.0	14.1 ~ 19.4	≥ 19.5	≥ 21.5
10.5 ~	≤ 14.1	14.2 ~ 19.9	≥ 20.0	≥ 22.1
11.0 ~	≤ 14.3	14.4 ~ 20.4	≥ 20.5	≥ 22.7
11.5 ~	≤ 14.5	14.6 ~ 21.0	≥ 21.1	≥ 23.3
12.0 ~	≤ 14.7	14.8 ~ 21.4	≥ 21.5	≥ 23.9
12.5 ~	≤ 14.9	15.0 ~ 21.8	≥ 21.9	≥ 24.5
13.0 ~	≤ 15.3	15.5 ~ 22.1	≥ 22.2	≥ 25.0
13.5 ~	≤ 15.6	15.8 ~ 22.5	≥ 22.6	≥ 25.6
14.0 ~	≤ 16.0	16.2 ~ 22.7	≥ 22.8	≥ 25.9
14.5 ~	≤ 16.3	16.4 ~ 22.9	≥ 23.0	≥ 26.3
15.0 ~	≤ 16.6	16.7 ~ 23.1	≥ 23.2	≥ 26.6
15.5 ~	≤ 16.8	16.9 ~ 23.3	≥ 23.4	≥ 26.9

年龄／岁	消瘦	正常	超重	肥胖
16.0 ~	≤ 17.0	17.1 ~ 23.5	≥ 23.6	≥ 27.4
16.5 ~	≤ 17.1	17.2 ~ 23.6	≥ 23.7	≥ 27.4
17.0 ~	≤ 17.2	17.3 ~ 23.7	≥ 23.8	≥ 27.6
17.5 ~	≤ 17.3	17.4 ~ 23.8	≥ 23.9	≥ 27.8
18.0	≤ 17.3	17.4 ~ 23.9	≥ 24.0	≥ 28.0

下面为大家介绍一下使用该表格时关于儿童年龄的判定方法。

该表格适用的年龄以半岁为单位，一律使用实足年龄。实足年龄的计算方法为调查日期减去出生日期，指从出生到计算时止共经历的周年数，本标准中以半岁为单位。

例如：某儿童生日为 2010 年 6 月 11 日，调查日期为 2021 年 6 月 10 日，则其实足年龄为 10.5 岁；如果调查日期为 2021 年 6 月 11 日，则其实足年龄为 11 岁；如果调查日期为 2022 年 3 月 10 日，则其实足年龄为 11.5 岁。

通过上表可以判断儿童体型是否正常，具体步骤如下。

1. 计算 BMI

例如，一个 11 岁（实足年龄）男孩，身高 1.5 米，体重 47 千克。

该男孩 BMI=47 ÷ 1.5 ÷ 1.5 ≈ 20.9 kg/m^2。

2. 找到表格中的对应数据

中国 6 ~ 18 岁儿童营养状况的 BMI 标准（kg/m^2）（男童）				
年龄（岁）	消瘦	正常	超重	肥胖
11.0 ~	≤ 14.9	15.0 ~ 19.8	≥ 19.9	≥ 23.0

通过与表格中 11 岁男孩的 BMI 标准对比，该男孩 BMI 为 20.9，属于超重。如果该男孩 BMI 计算之后的数值在 15.0 ~ 19.8 之间，属于正常体型。该年龄的男孩，BMI ≥ 23.0 属于肥胖，BMI ≤ 14.9 属于消瘦。

无论是超重还是肥胖，只要体重超标，就应该对体重进行管理，具体细节可查阅第 4 章的相关内容；相反，如果孩子属于消瘦型，则需要通过调整饮食尽快增重，具体细节可查阅第 4 章的相关内容。

◆ 小贴士

BMI的评价方法适用于大多数儿童，但肌肉量比较大的学生可能由于肌肉比例较大（肌肉比较重）而显示BMI超标，因此这类孩子不适合用BMI评价体型。

○○○ 腰围更容易反映孩子的肥胖程度

常见的肥胖类型有两种：一种是肉多长在大腿和臀部，腰却很细，很像鸭梨，因此也被称为"梨型肥胖"，这种肥胖一般对健康的危害不大；另外一种肥胖则是大量脂肪囤积在腰部，很像苹果，因此也被称为"苹果型肥胖"，这种肥胖属于中心型肥胖。两者的区别主要是肚子上有没有肉，人体的很多内脏都集中在腹部，腹部肥胖反映出腹部堆积了大量脂肪，对健康危害很大。

腰围反映的是内脏脂肪堆积情况，千万不要以为脂肪肝只在成年人中出现，目前肥胖儿童患脂肪肝比例已经达到50%左右，也就是说有一半的肥胖儿童有脂肪肝。因此，腰围反映出的儿童肥胖情况甚至比体重更为重要。

儿童青少年肥胖界值点				
	男生		女生	
年龄／岁	P_{75} 单位（cm）	P_{90} 单位（cm）	P_{75} 单位（cm）	P_{90} 单位（cm）
7	58.4	63.6	55.8	60.2
8	60.8	66.8	57.6	62.5
9	63.4	70.0	59.8	65.1
10	65.9	73.1	62.2	67.8
11	68.1	75.6	64.6	70.4

年龄／岁	男生		女生	
	P_{75} 单位（cm）	P_{90} 单位（cm）	P_{75} 单位（cm）	P_{90} 单位（cm）
12	69.8	77.4	66.8	72.6
13	71.3	78.6	68.5	74.0
14	72.6	79.6	69.6	74.9
15	73.8	80.5	70.4	75.5
16	74.8	81.3	70.9	75.8
17	75.7	82.1	71.2	76.0
18	76.8	83.0	71.3	76.1

第 75 百分位数和第 90 百分位数是儿童正常腰围和肥胖临界点。简单来说，腰围 < P_{75} 是正常腰围，腰围超过 P_{75} 是肥胖预警临界点，腰围 ≥ P_{90} 则显示中心型肥胖。

○○○ 警惕孩子体重过快增长

2 岁前是孩子体重增长的高峰期，在此之后体重增长速度下降并且相对稳定，2 岁以后每年大概增长 2 千克。进入青春期后，随着身高的快速增长，体重也比以往增长得更快，每年增长 2 千克～5 千克体重，也就是说，青春期的生长高峰期一年体重增长最多不超过 5 千克。如果孩子在短时间内，

143

比如一两个月体重增长过快，则需要进行体重管理。相反，有些偏瘦的孩子半年内体重基本没增长，也需要引起家长的注意。

了解孩子身高发育的规律

· · · · · · · · ·

不少家长在对待孩子身高的问题上都很随性，认为只要等孩子长大后，男孩身高超过爸爸，女孩身高超过妈妈就很好，反之就不好。可真等孩子身高没长过父母再使劲儿，后悔也来不及了。

○○○ 算一算，预测孩子未来身高

给孩子的身高做一个预测，如果不太理想，可以提前准备，早做打算。常用的预测孩子身高的公式如下：

男孩身高 = 45.99+0.78×（父亲身高＋母亲身高）÷2 ±5.29cm

女孩身高 = 37.85+0.75×（父亲身高＋母亲身高）÷2 ±5.29cm

利用这个公式，很容易计算出孩子未来可能的身高范围。

例如，一个男孩的父亲身高 180 厘米，母亲身高 160 厘米，通过这个公式，可以预测这个男孩未来的身高在 173.3 厘米～ 183.88 厘米之间。±5.29 厘米这一点很关键，这意味着，即便性别和基因都相同的条件下，身高也可能相差 10 厘米之多。

○○○ 了解孩子生长发育的规律

孩子身高发育的速度是一个类似 U 字形的过程，刚出生时生长的速度最快，然后逐渐变慢，直至发育比较平稳，到了青春期又开始加速。

出生：孩子出生时身长大约 50 厘米。

1 岁时：身高可以达到出生身长的 1.5 倍，这一年可以长 25 厘米左右。

1 ～ 2 岁：可长 10 厘米～ 11 厘米，2 岁前也是一生中生长最快的时期。

2 岁以上：6 厘米 / 年～ 7 厘米 / 年。

青春期：整个青春期女孩长 20 厘米～ 25 厘米，男孩长 25 厘米～ 28 厘米。

在儿童阶段，如果每年的身高增长不足 5 厘米，可能会引起矮小。进入青春期，如果女孩每年身高增长小于 6 厘米，男孩每年身高增长不足 7 厘米，就应该引起家长的关注，必要时应去医院进行详细检查。

保护孩子身高，远离性早熟

什么是性早熟？性早熟是指提前出现性发育特征的异常现象。具体来说，女孩在 8 岁前出现明显的第二性征（如乳房发育）和 / 或 10 岁前出现月经初潮，男孩在 9 岁前出现第二性征和 / 或一侧睾丸容积 ≥ 4 毫升，就被认为是性早熟。

在我国，儿童性早熟率约为 1%，也就是 100 个孩子中就有一个性早熟。上海等经济发达地区患病率更高，超过 10%，仅次于儿童肥胖症。其中，女孩发病率远远高于男孩，为男孩的 5 ~ 10 倍。

性早熟分为多种类型，具体诊断需要医生根据详细的检查才能确定，本文涉及的是中枢性性早熟^①。

○○○ 性早熟对儿童身高的影响

性早熟相当于青春期提前启动，骨骼提前发育，在某一段时间里会比同龄孩子长得快，显得很高，但是这种提前发育也意味着提前结束。骨骺闭合，生长期提前结束，最终反而比别的孩子少长几年。这种提前发育会严重损害患儿的生长潜能，影响其成年后的身高，有些孩子甚至无法达到遗传身高。

"一个长大的身体里还住着一个小孩儿"，这句话形象地展现了性早熟孩子面临的窘境。第二性征出现和生殖器官发育，外貌上开始跟其他同学"不一样"，但心理、智力发育水平仍为实际年龄水平。如果家长不加以正确引导，很容易诱发患儿心理障碍，给学习和生活带来严重的不良影响。

---

① 中枢性性早熟（central precocious puberty，CPP），指由于下丘脑－垂体－性腺轴功能提前启动而导致女孩 8 岁前、男孩 9 岁前出现内外生殖器官快速发育及第二性征呈现的一种常见儿科内分泌疾病。

性早熟的女童成年后患多囊卵巢综合征的风险较高。多囊卵巢综合征（PCOS）是常见的妇科内分泌疾病，是导致育龄妇女不孕的常见原因之一。

○○○ 哪些因素会导致孩子性早熟

"三高"饮食

有动物实验表明，高脂肪饮食导致的肥胖是诱发小鼠性早熟的重要因素。脂肪的过量摄入会影响雌激素的代谢，高蛋白及高热量饮食会影响儿童的内分泌系统，造成激素分泌紊乱。而且"三高"饮食还会导致儿童肥胖，肥胖本身也是性早熟的危险因素之一。

不良饮食习惯

一项关于性早熟儿童的膳食调查显示：性早熟的儿童更喜欢吃畜禽肉类，经常吃西式快餐、油炸食品；喜欢吃高脂肪、高能量零食，经常喝饮料（每周喝 3 次以上碳酸饮料）；而新鲜蔬菜、新鲜水果、水产类食物吃得比较少。

环境污染

中西式快餐、预包装零食等食物在制作和保存的过程中可能会产生较多的污染物——双酚 A，双酚 A 是一种干扰雌激素分泌的化学物质。有调查研究发现，该污染物在性早熟患儿的血液样本中检出率较高。

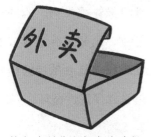

快餐在制作和保存的过程中可能产生较多的污染物

电子产品的长时间使用（每周 >28 小时）可降低身体褪黑素水平。褪黑素水平的降低一方面会影响儿童的睡眠质量，另一方面对性腺的抑制作用减弱，这也是导致性早熟发生的原因之一。

其他原因

研究证实，家庭冲突可造成儿童心理负担，导致内分泌系统异常，引发性早熟。因此，家庭关系不和睦也是诱发儿童性早熟的危险因素。另外，遗传因素也需要引起家长关注，例如，孩子母亲初潮年龄 ≤ 13 岁，说明孩子母亲可能有性早熟情况，从遗传方面的风险因素考虑，孩子也可能出现性早熟。

○○○ 肥胖与性早熟

有研究发现，肥胖儿童中性早熟的发病率远远高于同阶段体重正常儿童，这表明儿童肥胖是性早熟的重要诱因之一。

充足的脂肪储备是性发育启动的重要基础，过于瘦弱的儿童会因为体重不足、脂肪储备不够而延迟发育，肥胖则可能刺激性腺发育。脂肪的增加可促进瘦素、胰岛素等激素的分泌，刺激性腺发育成熟，而且这些激素的增加还会加剧脂肪堆积，脂肪的持续堆积又继续刺激性腺的发育，这样一来就进入了恶性循环。

○○○ 远离性早熟，家长应该这样做

如果对于儿童中枢性性早熟能及早采取干预措施，就会改善其剩余生长能力，最大限度地减少性早熟对身高的影响。

让孩子远离性早熟，应先从改变传统错误的育儿观念开始。从小培养孩子健康的饮食习惯，减少高热量和高糖食物的摄入，少喝饮料，增加蔬菜的摄入，多食用粗粮，每天适量运动，少看电视、手机、电脑等电子产品，多看适合儿童阅读的优秀图书，养成良好的生活习惯。

双酚 A 是一种干扰雌激素分泌的化学物质，它广泛存在于塑料制品、一次性餐盒等包装中。减少订外卖的次数，少吃预包装零食，可有效减少双酚 A 的摄入，从而减少环境因素对内分泌系统的影响。

当然，家庭关系和谐也很重要，让孩子感受到父母的关爱会对孩子的健康产生更深远的意义。

○○○ 这些食物会让孩子性早熟吗

经常有妈妈提问：喝豆浆会导致性早熟吗？反季水果会导致性早熟吗？速成鸡会导致性早熟吗？人工养殖的鱼、虾、蟹会导致性早熟吗？

貌似易致性早熟的食物已经涵盖了我们饮食的方方面面，这还能愉快地吃饭吗？别急，先看看这些说法背后的真相。

豆浆中含有的大豆异黄酮是一种有着弱雌激素作用的植物化学物质，还达不到雌激素那么强大的作用，所以不用担心，男女老少都可以放心喝豆浆。

草莓、黄瓜等蔬果喷了含有激素的药物促进其生长？植物激素又叫植物生长调节剂，例如膨大剂，就是一种常见的植物生长调节剂。不过，就算果蔬生长过程中使用了膨大剂，也只对植物起作用，和人体内的激素是两码事。

速成鸡并非是吃了激素，而是良种选育（大块型白羽鸡），并优化了养殖技术，只需 42 天，鸡便可以出笼。

螃蟹等水产品是吃避孕药长大的？真相是，要想水产品长得好，关键还得营养好！给鱼、虾、蟹吃避孕药，还是吃人类所吃的避孕药，那怎么可能呢！

类似的谣言还有很多，但大都不是真的。

性早熟的成因中首先要小心的是儿童肥胖。爱吃炸鸡腿导致的性早熟根源不在鸡腿，而在于油炸食品导致的肥胖问题。肥胖才是性早熟的真正诱因之一。

第 **4** 章

. . . .

掌握更多营养技能，
为健康加分

. . . .

CHAPTER FOUR

掌握一些营养技能，就能给我们的生活锦上添花，也能让我们的生活品质更上一层楼！

胖孩子饮食关键点

● ● ● ● ● ● ● ● ●

如果孩子的体重处于胖和瘦两个极端，那就说明食物的选择和烹调方法出现了问题。即使表面看起来胖孩子或瘦孩子的饮食量与普通孩子差不多，也很可能存在营养需求方面的差异。

不论如何，对于超重或肥胖的儿童来说，除了掌握前面讲过的健康饮食搭配原则，再注意以下几个饮食关键点，不仅可以减肥成功，还可以受益终身！

○○○ 养成先吃蔬菜的习惯

先吃蔬菜，再吃主食和蛋白质类食物，这个饮食习惯对于超重和肥胖的孩子来说是最重要的习惯。很多家长在实践后惊呼——看起来不起眼的一个小习惯，竟然有这么神奇的作用！

前文已经详细介绍过吃蔬菜的诸多好处。多吃蔬菜不仅让肠道更健康，还能变相减少主食等食物的过多摄入。除此之外，蔬菜提供的丰富矿物质、维生素，对于预防和缓解青少年长痘痘的问题，也有很好的效果！

先吃蔬菜，再吃蛋白质和主食的具体操作是：先吃一些蔬菜，再一口饭一口菜地用餐。吃饭的时候还要注意——大口吃菜，小口吃饭。

○○○ 吃饭慢一点儿

吃饭快最大的问题是很容易在不知不觉中吃多。当我们开始用餐，胃肠道就开始工作，血液开始更多地流入消化系统，各种消化液开始分泌，等吃到一定量的时候，大脑就会收到信息——"我吃饱了"。这时食欲开始下降，吃饭的动作就会慢慢停下来。

不过，这个"我吃饱了"的信号通常有些延迟，如果吃饭过快，等到大脑发出信号时往往已经吃多了。通常20分钟左右吃完一餐饭是最理想的。

吃饭速度快容易吃多

放慢吃饭速度最简单直接的方法是细嚼慢咽。细嚼慢咽本身对胃也有一定的保护作用。家长可以跟孩子一起做个游戏——每口食物嚼15下再咽进肚子里，看看谁的食物嚼得更仔细。通过细嚼慢咽，孩子们还可以细细品味食物的味道。每种食物都有特殊的口感，各种食材在一起烹饪的时候味道更是变幻无穷。

○○○ 多吃瘦肉，少吃皮

肉类是儿童生长发育需要的优质食材，香喷喷的肉也是很多孩子喜欢的美食。但美味的肉类通常脂肪含量也很高，例如，同样 100 克猪肉，瘦猪肉的能量是 143 千卡，五花肉的能量则是 568 千卡。同等重量下不同部位的猪肉能量差别如此之大，吃瘦肉显然更有利于健康！

烤鸭是很多人喜欢的美食，但鸭皮部分的能量非常高（538 千卡 /100 克），接近五花肉的能量。而且，为了满足大家口味的需求，现在的烤鸭选用的都是更肥美、脂肪含量更高的品种，一口烤鸭咬下去，满口的脂肪，也是满满的负担。类似的还有鸡皮等。这类食材烹饪后，尽量去皮之后再给孩子食用。

○○○ 少吃油炸食品

炸鸡腿、炸薯条、炸麻花、炸油条是很多人喜欢的美食，原本没什么味道的马铃薯、面团，在油炸之后发生了神奇的变化，香喷喷的脂肪，再加上"美拉德反应"（氨基酸、蛋白质和糖发生的褐变反应）带来的特殊香味，让人欲罢不能！

油炸食品在带来大量能量的同时，也带来高温烹调时产生的诸多致癌物质。据不完全统计，厨房的油烟中有高达上百种致癌物质，对于厨房里忙碌的爸爸妈妈也是一种健康伤害！

○○○ 吃干不吃稀，饮食要定量

很多家长觉得喝粥减肥，毕竟吃的分量不少，能量却变低了。但实际上，儿童并不适合喝粥，而且无论成人减肥还是儿童减肥都不建议经常喝粥。

通过养成好的饮食习惯，特别是定量的习惯，养成一个跟健康体重相匹配的胃，是儿童健康减重最重要的目标之一！总是用一大碗稀粥把胃装满，胃还是那么大，吃的还是那么多，还怎么减肥呢？在变胖的过程中不仅仅是体重增长了，胃也会随体重一起变大。

○○○ 坚果富含营养，但别多吃

坚果的营养价值丰富，除了含有丰富的不饱和脂肪酸，坚果的矿物质、维生素及植物化学物质等都很丰富。不过，坚果的能量也很惊人，特别是像瓜子、花生、核桃、大杏仁、榛子等油脂类坚果，每100克能量在 600 千卡左右，与烹调油相差无几，所以只能少量食用。

坚果每天吃多少合适？

4 ～ 6 岁儿童可适量食用坚果，但 5

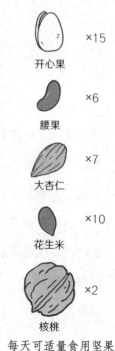

×15
开心果

×6
腰果

×7
大杏仁

×10
花生米

×2
核桃

每天可适量食用坚果

岁以下的孩子不能食用整粒坚果，避免食物卡喉发生意外；11岁以上儿童每周可食用 50 克 ~ 70 克坚果，算下来平均每天大约只有 10 克。10 克坚果有多少? 大致相当于 1 小把带皮的瓜子，或 15 颗开心果，或 6 颗腰果，或 7 颗大杏仁，或 10 颗花生米。看一看这些数量，真的一不小心就会吃多。

○○○ 水果好吃，但要适量

甜甜的水果几乎是所有孩子的最爱，但对于肥胖儿童来说，水果是需要限量的。体重超标的孩子每天吃 200 克 ~ 300 克水果就够了，大概相当于一个中等大小的苹果——一个苹果的能量为 100 千卡 ~ 150 千卡。一些胃口比较好的儿童，正餐之余还能吃不少水果，累计在一起是个不小的数字。

○○○ 远离导致肥胖的环境

让儿童远离容易变胖的环境更有利于减重。试想孩子周围尽是唾手可得的美食，例如，冰箱里、茶几上到处是饼干、面包、蛋糕、坚果、薯片等高能量零食，那可太糟糕了! 孩子对美食几乎没有抵抗力，特别是甜食，如果他们随便就可以拿到这些食物，很容易不知不觉就吃多了。

家长可以让孩子适当食用零食，这也是儿童生长发育过程中所需要的，但一定不要买高能量的零食。家长可以准备一些水果和低脂牛奶作为孩子的零食，在两餐之间适量食用。

家里没有高能量美食的诱惑，孩子自然也就不惦记了。如果家里现在有高能量零食，建议及时处理掉，不要让它们再进入孩子的胃。

掌握这些饮食关键点，再回顾前文关于运动的相关内容，选择一个或多个适合孩子的运动方式，循序渐进地动起来，就可以多管齐下地帮助孩子健康减重了。

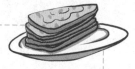

· 鸡蛋蔬菜饼 ·

食材:

荠菜	胡萝卜	鸡蛋	面粉	牛奶
50 克	50 克	1 枚	50 克	适量

调味品:

玉米油 3 克,盐适量,番茄酱少许。

步骤:

① 荠菜焯水后切碎,胡萝卜切丝,加入适量盐搅拌,静置几分钟。

② 待蔬菜微微变软后加入面粉和鸡蛋搅拌均匀,可以加适量的牛奶调味。

③ 加入少许玉米油,把面糊慢慢倒入锅里,摊成一张大饼,或摊成几个大小均匀的小饼。

④ 盖上锅盖小火焖 3 分钟后出锅。

⑤ 可以备一小碟番茄酱作为蘸料。

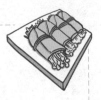

• 五彩豆腐卷 •

食材:

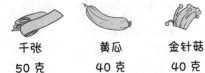

千张   黄瓜   金针菇
50克   40克   40克

调味品:

玉米油4克,细葱叶适量,番茄酱、酱油各少许。

步骤:

① 黄瓜洗净后切丝,金针菇洗净备用。

② 千张分成八等份。

③ 用千张卷上黄瓜丝和金针菇,卷好后用焯过水的细葱叶系好豆腐卷。

④ 不粘锅放少许玉米油,把豆腐卷放在锅中稍煎片刻,适当翻面。

⑤ 淋上一点儿酱油,以增加豆腐卷的酱香味道,煎好之后出锅。

⑥ 可以备一小碟番茄酱作为蘸料。

瘦孩子饮食关键点

一位妈妈跟我咨询孩子的体重问题，她告诉我，她每天给孩子进补燕窝、海参等营养品，可孩子就是不长肉，这让她很是苦恼。我追问了一下孩子的日常饮食，发现孩子在日常饮食习惯上问题多多。一日三餐都没吃好，吃再多的补品也没用。要想孩子健康长肉，首先要掌握一些瘦孩子的饮食关键点。

○○○ 吃干不吃稀，少喝稀饭、粥、汤水

很多瘦孩子的饮食中经常有汤汤水水，不是喝粥就是吃汤面，或者一吃饭就要喝水。这个习惯对体重正常的孩子可能问题不大，但是对瘦孩子来说，汤汤水水没什么营养和能量，又占了胃容量，使本来就不"富余"的饮食量大打折扣。

粥不适合儿童食用，不管是体重超标还是偏瘦的孩子，主要原因是粥的营养密度比较低。100克米饭的能量是100克米粥的几倍。例如，100克米饭的能量为120千卡左右，而100克米粥的能量可能（加水量不同，能量相差很大）只有50千卡左右。

○○○ 选择能量密度大的食物

什么是能量密度?

能量密度指单位体积内包含的能量,可以简单地理解为食物提供能量的能力。增加体重的本质是增加能量的摄入,最简单的方法就是多吃一些。瘦孩子胃容量有限,想通过增加食物体积的方法来增重很受限制,所以在胃容量不变的情况下,多吃一些能量密度大的食物则可行得多。

花生、核桃、开心果等含有丰富能量的坚果可以作为加餐,每天早上 10 克左右的坚果可以直接作为零食食用,也可以拿来做菜,例如拌三丁、油炸花生米等。如果是 5 岁以下的儿童,需要把坚果碾碎加入食物中,不要出现整粒的坚果。

马铃薯、红薯、芋头等薯类从能量和营养价值上来说更接近主食,但它们同时也具有蔬菜的属性,可以利用它们变相增加能量的摄入。特别是马铃薯,适合做各种菜肴,例如炒土豆丝、牛肉炖土豆、芸豆排骨炖土豆等,都是孩子们很喜欢的菜肴。

○○○ 保证愉快的就餐环境

中国有句古话"食不言,寝不语",说得很有道理。

"食不言"，让孩子专心吃饭，认真感受食物的味道，特别是对于挑食、偏食的孩子，仔细感受自己吃的食物，慢慢改善挑食、偏食的问题。

在儿童吞咽功能尚未发育完善的时候，一边吃饭一边讲话容易造成意外呛咳。另外，吃饭时聊天很可能吸引孩子的注意，导致无法专心吃饭。同时，应避免在饭桌上讨论不愉快的话题，例如，批评孩子最近的学习成绩又下降了，谁家的孩子又获奖了，等等。带着不良情绪吃饭，不但会影响孩子的心情，甚至会伤孩子的胃。

○○○ 水果摄入要适量

水果和蔬菜的营养价值不同，不能互相替代。瘦孩子尤其需要注意，不要因为喜欢水果就大量地吃水果。甜甜的水果虽然也有营养，但是无法解决能量和蛋白质摄入不足的问题，还会占用原本就不大的胃容量，影响孩子的正餐。

瘦孩子每天水果的摄入量最好不超过 200 克。对于年龄小的孩子，可以把水果切成小块，放在碗里或小盘子里给孩子食用，但不要把水果榨成汁给孩子喝。水果榨成汁后会损失一部分营养，例如水溶性维生素，同时糖会从水果的细胞中跑出来，变成游离糖，对儿童的牙齿和健康都不利。

○○○ 提高烹饪水平

有一位妈妈在咨询的时候抱怨，自己 2 岁多的孩子就是不爱吃饭，不管是自己做饭还是家人做饭，一到开饭时间孩子就跑开，这让她很苦恼。当我百思不得其解的时候，她把孩子的午餐发过来了：一碗绿豆粥，一个蘸了酱油的煮鸡蛋，再没有其他食物。唉，这若换成我，我也不爱吃饭！

随着互联网和智能手机的高速发展，提高烹饪水平的途径越来越多，除了传统的菜谱书，网站上美食博主的美食制作视频也很简单易学，还有各种制作美食的 App，都可以快速学会制作儿童菜肴。

让孩子爱上吃饭，先从提高厨艺试试看！

·香蕉奶酪吐司饼·

食材

切片面包　　去皮香蕉　　鸡蛋　　奶酪 1 片
80 克　　　　80 克　　　1 枚　　（15 克）

调味品：

橄榄油 3 克。

步骤：

① 切片面包切掉四条边，用擀面杖擀薄。

② 去皮香蕉切片，铺在其中一片面包上，再铺上一片奶酪，用另一片面包盖好，上下对齐。

③ 切成四块，每块四面蘸上提前打好的鸡蛋液。

④ 平底不粘锅里刷橄榄油，放入裹好蛋液的面包，小火煎。

⑤ 得四面金黄即为煎好。

• 番茄肉酱意面 •

食材：

意面	猪肉	番茄	洋葱
50 克 ~ 75 克	40 克	80 克	50 克

调味品：

橄榄油 8 克，番茄酱 15 克，大蒜、盐各适量。

步骤：

① 水烧开后下入意面，再次开锅后定时煮 15 分钟，捞出备用。

② 番茄和洋葱切丁，大蒜切碎，猪肉剁成馅儿。

③ 锅中倒入橄榄油，油热后倒入大蒜碎，大蒜碎微微变黄之后倒入猪肉馅儿，翻炒至肉馅儿颜色变白。

④ 倒入洋葱，不停翻炒，洋葱颜色逐渐变透明后加入番茄。

⑤ 番茄变软后加入盐、番茄酱，把煮熟的意面倒入意面酱中简单翻炒几下即可出锅。

身高管理三步走，打破遗传魔咒

• • • • • • • •

在孩子长高这件事情上，非遗传因素中最重要的是营养，所以家长最重要的工作还是给予孩子优质的营养，才能在孩子长高的过程中助一臂之力。

除此之外，家长还应该了解儿童身高发育的规律，掌握不同阶段儿童身高增长的大致速率（每年应该长几厘米），同时监测孩子身高发育速度并记录下来。这样做的主要目的是及时发现孩子生长发育异常的情况，并迅速作出调整和改变，必要时可借助医疗手段。

○○○ 第一步，监测身高，孩子生长状况早知道

"我的孩子身高好像在同龄孩子中偏低，怎么办？""我的孩子最近好像没怎么长个儿，是不是该去医院检查检查？"

这些是家长咨询关于孩子身高问题时经常提到的，反映了家长对于孩子身高的关注。相对于某一次的身高测量，长期的身高管理更为重要。"身高管理"这个词，可能有些家长听得一头雾水。其实，儿童身高管理很简单，了解一些相关知识，定期测量各项健康数据，及时发现异常苗头，寻找解决办法，让孩子的变化看得见、摸得着，就不用再为孩子的

身高问题而烦恼了。

那如何监测儿童身高发育呢？

通过第 3 章中"两张表格，判断孩子高矮"的内容就可以掌握监测儿童身高发育的方法——绘制儿童身高生长曲线。每 2 个月左右测量一次孩子身高，将结果记录在身高尺旁边，并在曲线上做标记，就可以绘制孩子的生长曲线，掌握孩子身高发育的动态。如果没到青春期，孩子身高突然增长得很多，又或者孩子两三个月身高竟然一点儿没长，都是异常情况，如下图所示。

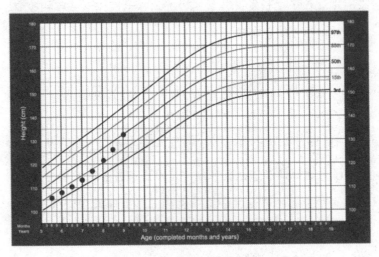

9 岁女孩 8 岁前身高出现异常增长

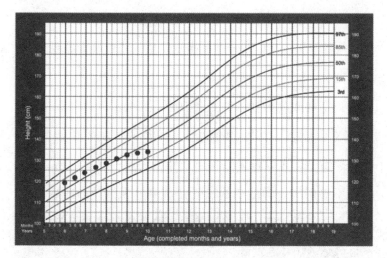

10 岁男孩 9 岁前出现生长平缓

当孩子的生长曲线出现以上异常状况的时候，需要家长格外关注。必要时需带孩子去医院进行详细的检查。

○○○ 第二步，好营养，助力好身高

蛋白质

蛋白质是我们生命中最重要的营养素，它是皮肤、肌肉、内脏、头发、牙齿、骨骼等人体组织的重要组成部分。骨骼中的蛋白质主要是胶原蛋白，大概占骨骼重量的 30% 以上，它构成了整个骨架的基础，所以吃好蛋白质就像盖房子打好地基一样重要。

在日常的食物中，牛奶、鸡蛋、瘦肉、鱼虾和豆制品都

171

含有丰富的蛋白质。蛋白质的更新速度很快，有些蛋白质甚至只需数秒钟，所以每一餐都摄入足量的蛋白质很重要。

钙

钙是构成我们骨骼的主要成分，大概占人体体重的 2%，一个成年人体内的钙大概有 1 千克，而 99% 的钙都储存在骨骼和牙齿中，可以说骨骼相当于储存钙质的仓库。当血液中的钙不够用时，骨骼中的钙就会游离出来维持血钙的浓度，如果人体长期钙摄入不足，就会导致骨骼中钙的流失，而钙不足势必影响身高发育。

儿童每天摄入多少钙合适呢？《中国居民膳食参考摄入量（2013）》中儿童的钙推荐摄入量为：4～6岁，800毫克/天；7～10岁，1000毫克/天；11～13岁，1200毫克/天；14～17岁，1000毫克/天。

日常饮食中哪些食物含钙量比较高？

主要是三类：奶及奶制品、大豆制品、绿叶蔬菜，它们就是我们常说的"补钙三剑客"。

补钙"三剑客"：奶类、豆制品、绿叶蔬菜

第一类：奶及奶制品，如牛奶、羊奶、酸奶、奶粉等，它们都是钙的优质来源；第二类：加了含钙、镁凝固剂的豆制品，如老豆腐、豆腐干、豆腐丝等都是钙的重要来源，而豆浆、豆腐脑、腐竹和内酯豆腐的含钙量相对较低；第三类：绿叶蔬菜，如荠菜、乌塌菜、菜心、油菜、小白菜等也是钙的良好来源。

推荐"补钙三剑客"的主要原因是它们在我们的日常膳食中比较常见，经常食用这三类食物基本上就可以满足每日大部分钙的需求。

部分钙含量高的食材（毫克/100 克可食部）

食物名称	含量	食物名称	含量	食物名称	含量
牛奶	107	酸奶	128	螺	722
带鱼	431	河虾	325	泥鳅	299
鲍鱼	266	荠菜	294	雪里蕻	230
千张	313	豆腐干	446	素鸡	319
乌塌菜	186	豆腐	113	菜心	156
油菜	153	黄鱼	191	小白菜	117

· 小贴士

推荐补钙的食物要考虑日常饮食量，一些不太常吃的食物即便含钙量很高也不推荐，例如，虾皮的钙含量虽然很高，但平时食用量很少，同时含盐量很高，芝麻酱的钙含量很高，但日常食用量较少且能量较高，因此均不作为日常推荐的补钙食材。

维生素 D

对于骨骼健康来说，仅仅摄入钙是不够的，还需要其他营养素的助力，例如维生素 D。

维生素 D 的作用主要是促进小肠黏膜对钙的吸收，促进骨组织钙化和肾小管对钙、磷的重吸收，维持身体的钙、磷平衡。简单来说，维生素 D 可以促进骨骼对钙的吸收和利用，是补钙不可或缺的物质。如果维生素 D 缺乏，再多的钙身体也无法利用。所以，足量地摄入维生素 D 跟摄入充足的钙一样重要。

富脂鱼类、动物肝脏、蛋黄、蘑菇等都含有一定量的维生素 D，但总体来说，含有维生素 D 的食物来源很有限，通过食物摄入足够的维生素 D 比较困难。

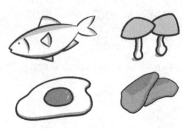

食物难以满足人体对维生素 D 的需求

获得维生素 D 传统的主要途径是晒太阳，皮肤在紫外线照射下会合成维生素 D，占体内维生素 D 来源的 78% ~ 80%。但自身合成维生素 D 目前受多种因素影响，导致合成的量很不稳定，比如日晒时长、皮肤暴露的面积、肤色、年龄及日光中的紫外线强度等都会影响维生素 D 的合成。

随着年龄的增长，孩子户外活动的时间逐渐减少，即使到户外，很多家长也会选择给孩子涂抹防晒霜或使用防晒衣、帽子等各种防晒设备，这些措施在完美防晒的同时也阻碍了人体通过晒太阳合成维生素 D 的功能。

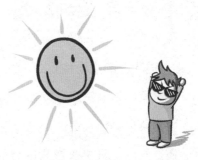

晒太阳是获取维生素 D 的传统途径

北方日照时间短，特别是秋冬季节紫外线照射明显不足，导致北方孩子维生素 D 缺乏更为严重。

2010 ～ 2013 年的《中国居民营养与健康状况监测》显示，有 53% 的 6 ～ 17 岁学龄儿童维生素 D 不足或缺乏，其中北方地区更严重。

所以，适量地补充维生素 D 是一个很好的途径。建议各年龄段儿童每天补充 400IU（或 $10\mu g$）维生素 D 即可。

· 小贴士

维生素 D 是一种脂溶性维生素，可以在体内储存，因此不能长期大量补充维生素 D，避免造成维生素 D 中毒。

○○○ 第三步，运动成就孩子更"高"未来

你知道吗？爱动和不爱动的孩子身高差距可能达到 10 厘米。

适宜的体育锻炼可以促进蛋白质、脂肪、碳水化合物等能量物质更好地代谢，加速血液循环，使骨代谢和营养供应增强，同时促进生长激素的分泌和骨骼的生长发育。另外，体育运动还能刺激软骨细胞的增生，有利于骨骺生长。

哪些运动项目有利于长高呢？

可以促进孩子长高的运动项目很多，例如：游泳、打篮球、打排球、跳绳等运动可以舒展身体；登山等户外运动项目有助于多接触阳光，有利于维生素 D 的合成和骨骼钙质的吸收；跑步、游泳、球类等运动调动的肌肉群比较多，会加快血液循环，改善骨骺营养；一些摸高类的运动能增加对下肢长骨端的刺激，也能促进长高。

跳绳练习：每天 5 次，每次 2 分钟，每次间隔 1 分钟，每周 3 次以上。注意跳绳动作的安全性，避免损伤膝盖。

起跳摸高：每天跳 5 组，每组 20 个，每次全力起跳。每组练习间隔 1 分钟，每周 3 次以上。

家长要注意避免孩子运动过量。如果孩子运动后不累，睡眠很好，胃口也不错，就说明运动没有过量。如果孩子运动后疲劳、精神状态不佳，甚至影响睡眠，则说明运动过量，应及时减少运动量，以免影响身高发育。

○○○ 适合儿童的高钙营养餐

· 酸奶燕麦水果杯 ·

食材：

即食燕麦片
50 克

香蕉
100 克

酸奶
150 克

步骤：

① 香蕉去皮后切片。

② 取一个漂亮的杯子，先倒入 150 克酸奶，再倒入 50 克即食燕麦片。

③ 将香蕉片摆放在即食燕麦上，静置半小时，待燕麦片吸收酸奶中的水分变软之后就可以享用美味了。

· 牡蛎炖豆腐 ·

食材：

牡蛎
50 克

豆腐
80 克

调味品：

玉米油 5 克，盐、酱油、葱末各适量。

步骤：

① 葱末爆锅后加入小半碗水，水烧开后加入适量
酱油、盐调味，之后放入豆腐炖煮。

② 豆腐炖 3 ~ 5 分钟之后加入牡蛎，煮熟后关火。

③ 牡蛎味道鲜美且很容易煮熟，不宜煮得太久，
时间稍长就会变硬，影响口感。

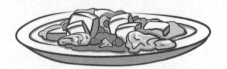

解决儿童便秘问题，助益孩子健康管理

● ● ● ● ● ● ● ●

乐乐又便秘了，在厕所里憋得小脸通红。乐乐妈妈打电话向我求助，这么小就三天两头便秘，长大后可怎么办？乐乐妈妈的担忧不无道理，排便的状态代表着肠道的健康状态，如果经常便秘，那一定是肠道健康出了问题。

虽然并不是所有的超重、肥胖儿童都患有便秘，但不可否认的是，他们当中的很大一部分人正在被便秘困扰。大多数超重、肥胖的儿童都偏爱肉类，不爱吃蔬菜，这种饮食习惯导致他们更容易便秘。同时，这些糟糕的饮食习惯还对肠道菌群产生了更加消极的影响——肠道益生菌减少。当然，这也带来更多的健康危害，例如肥胖。

便秘的原因很多，继发性便秘或症状性便秘是因器质性病因导致，需要治疗相应疾病。功能性便秘由非器质性原因引起，占儿童便秘的90%以上，也是最常见的便秘类型。本节只针对儿童功能性便秘与大家展开讨论。

○○○ 好便便应该"长什么样"

布里斯托大便分类法（Bristol Stool Scale），由英国布里斯托大学（University of Bristol）的希顿（Heaton）和路

易斯（Lewis）提出，首篇于 1997 年发表在《北欧肠胃病学杂志》（*Scandinavian Journal of Gastroenterology*）上。分类法具体如下：

第一型：一颗颗硬球（很难通过）。

第二型：香肠状，但表面凹凸。

第三型：香肠状，但表面有裂痕。

第四型：像香肠或蛇一样，且表面很光滑。

第五型：断边光滑的柔软块状（容易通过）。

第六型：粗边蓬松块，糊状大便。

第七型：水状，无固体块（完全液体）。

最理想的大便是第三型和第四型，就是我们常说的香蕉便，尤其第四型，是排便最轻松的形状。第一型和第二型表示有便秘，第五型至第七型则代表可能有腹泻。

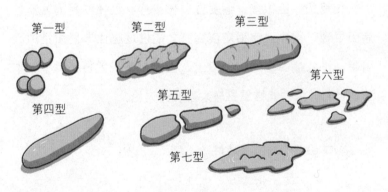

布里斯托大便分类法

○○○ 导致便秘的因素

遗传

几乎任何健康问题都离不开遗传的影响，但需要留意的是，很多遗传仅仅是因为饮食习惯的"遗传"，比如便秘。因此，打破饮食习惯的影响就是解决便秘之道。

饮食

低膳食纤维饮食是引起便秘的主要原因。膳食纤维是指不能被人类胃肠道消化酶所消化的且不被人体吸收利用的多糖，主要来自植物细胞壁。低膳食纤维就是饮食中富含膳食纤维的食物摄入量不够，吃的食物过于精细，比如爱吃精米、白面、肉，不爱吃蔬菜。

疾病

治疗某些疾病时会大量使用抗生素，而抗生素对于肠道细菌可以说是毁灭性的打击，还有一些药物也有不同程度的破坏肠道菌群的作用。

压力

排便过程中不顺利或者过于干硬的大便造成孩子排便痛苦，孩子就会因恐惧而拒绝排便，并做出"忍便"的行为，而便便长时间不

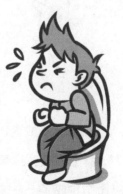

便秘表明孩子肠道健康存在问题

排出，缺水会更加严重，长此以往，进入恶性循环。

其他

婴儿出生时肠道几乎是无菌的，从吸入第一口母乳开始，肠道有益菌开始在肠道定植，繁衍生息。如果没有母乳喂养，这部分的健康储备是缺失的。另外，很多深加工食品，它们是为了方便而研发出来的，对于肠道菌群也极为不利。

○○○ 肠道里的"细菌星球"

每个人的肠道里都住着另一个"星球"，那里的"居民"数量之庞大，丝毫不逊色于我们地球上的生物，它们就是肠道里的"细菌星球"。

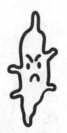

肠道里"住着"各种细菌

一个健康成人，肠道内平均有 1.5 千克左右的细菌。我们的肠道为这些细菌提供了适宜的栖息环境和营养，而这些细菌则构成了一道重要的免疫屏障，对人类的健康起着重要的作用。

肠道里的细菌可以分为有益菌、条件致病菌和过路菌（来自食物和吞咽）。有益菌可以帮助我们消化人体无法消化或者来不及消化吸收的食物，产生的营养素可以供肠道和机体使用，有益菌还负责控制条件致病菌，保持肠道健康。一旦有益菌出了问题，整个肠道菌群平衡就会被破坏，条件致病菌就会兴风作浪，造成各种各样的健康问题。

　　肠道的健康是机体健康的基础，而且儿童期形成的肠道微生态系统，即便长大后改变饮食习惯也很难逆转。所以，我们要帮助孩子养出一个好肠道！

○○○ 解决便秘的饮食秘籍

多吃粗粮、蔬菜和水果

　　世界胃肠病学组织（WGO-OMGE）临床指南明确指出，预防和治疗儿童便秘，高膳食纤维饮食和足量饮水是第一位。高膳食纤维的食物主要包括各种粗粮、蔬菜、水果。大部分粗粮的膳食纤维含量都很高，绿豆、红豆等杂豆类总体更高一些；蔬菜中绿叶蔬菜和菌菇类的膳食纤维含量更高一些；水果建议选择口感略微粗糙的，最好连果皮一起吃掉。

部分膳食纤维含量高的粗粮、蔬菜、水果（克 /100 克可食部）

食物名称	含量	食物名称	含量	食物名称	含量
黑大麦	15.2	豆角	2.1	印度苹果	4.9
荞麦（带皮）	13.3	金针菇	2.7	无花果	3.0
藜麦	6.5	羽衣甘蓝	3.2	番石榴	5.9
绿豆	6.4	香菇（鲜）	3.3	桑葚	4.1
赤小豆(红小豆)	7.7	菠菜	1.7	石榴	4.9
扁豆（干，白）	13.4	西芹	2.2	库尔勒香梨	6.7

胃肠功能稍弱的孩子刚开始大量食用膳食纤维可能会导致胀气，可以先从少量增加一些粗粮开始，循序渐进。

多喝水

水分是大便的主要成分之一，按前文所述的布里斯托大便分类法，第一型干硬球形粪便含水 40%，第二型和第三型干硬条形便含水 40% ～ 60%，第四型长条形软便含水约达 70%。大便所含的水分为什么会有这么大的差异？

肠道每天流经大量的液体，每天仅消化道分泌的液体就能达到 5 升～ 6 升，还有食物中的水分和饮水等，其中大部分水分会通过大肠回收水分的功能被重新吸收回身体。如果水分摄入不足，身体处于缺水状态，大肠会增强吸收水分的功能，大便就会变得更干燥。因此，便秘儿童应该摄入更多的水分。

减少肉类食用量

过多的肉类无法被完全消化吸收，消化不了的蛋白质会进入大肠，被细菌利用发生腐败作用，不但产生臭味，还会使有害菌数量增加。

养殖场的动物和家禽会被定期注射或喂食抗生素，过多食用肉类也可能变相破坏肠道有益菌群。

○○○ 养成肠道健康的好习惯

增加活动量

吃完饭不要坐着不动，最好站立一会儿或者走动一下，有助于调节肠道神经功能，增强胃肠动力。

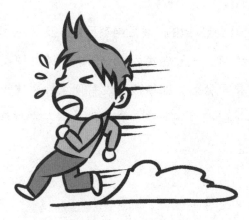

增加活动量有利于肠道健康

肠道也需要"运动"

结肠内食物的运动方向是升结肠、横结肠，再到降结肠、乙状结肠和直肠，可以在饭后按顺时针方向回字形轻柔地按揉肚子，增加肠道的蠕动。

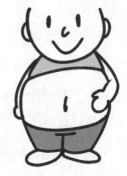

帮助肠道"运动"有利于肠道健康

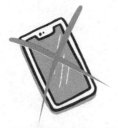

排便时不宜看电子产品

排便时不要看书

排便时看书或者看电子产品都是非常不好的习惯，它会使排便时间延长。排便时要集中注意力，减少外界因素的干扰。

固定时间进行排便练习

借助胃结肠反射的"餐后早期反应"及"餐后晚期反应"进行排便练习。一般在餐后 30 ～ 60 分钟排便反射最为明显，特别是早餐后。即使孩子没有便意，也建议固定在早餐后的某个时间去厕所蹲一会儿，一周左右就会增强排便反射敏感性。

· 紫薯燕麦饼 ·

食材:

即食燕麦片　　　紫薯　　　牛奶
50 克　　　　　50 克　　　适量

调味品:

玉米油 3 克。

步骤:

① 紫薯蒸熟后压成泥, 将燕麦片、紫薯泥混合, 搅拌均匀, 其间少量、多次地加入牛奶。

② 将混合好的紫薯燕麦泥压成掌心大小的饼。

③ 不粘锅刷少许油, 将燕麦饼放入锅中, 两面煎至金黄色即可。

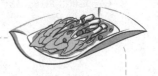

白灼菜心

食材：

菜心 100 克

调味品：

玉米油 3 克，一品鲜酱油适量。

步骤：

① 菜心择去老根、老叶后洗净。

② 锅中注入清水，倒入几滴油。

③ 先把菜心根端放进沸水中，待根端变成深绿色，再把菜心全部放进水中，1 分钟后捞出装盘。

④ 将一品鲜酱油和少量油淋在菜心上即可。

贫血也会影响儿童的身高和体重

· · · · · · · · ·

　　贫血是儿童常见疾病，2020 年年底国务院发布的《中国居民营养与慢性病状况报告》指出，6 ～ 17 岁儿童贫血率为6.1%，贫血依然是我国儿童重要的营养缺乏病之一。儿童贫血大部分是缺铁性贫血，而铁缺乏是导致缺铁性贫血的主要原因。

　　贫血对儿童健康最直观的影响莫过于造成生长迟滞，简单来说，就是贫血会造成孩子又矮又瘦。这种影响甚至从胎儿期就已经开始。如果孕妈妈贫血，宝宝很容易发生低出生体重（体重不足 2.5 千克）。这是为什么呢？因为生长发育离不开氧气的支持，缺铁性贫血会导致身体携氧量不足，儿童身体长期处于"缺氧"状态，身高、体重的发育比起健康儿童自然就差一大截，而且贫血症状越重，生长迟滞程度越明显。

　　同时，贫血还会造成一系列诸如大脑、神经系统、消化系统、心血管系统的损害，导致儿童免疫功能低下。而且这些损害是不可逆的，即便在贫血得到纠正之后，也无法追回之前的损失。

　　一旦发现孩子有贫血的症状，家长应抓紧时间带孩子去医院检查，一般通过血常规检测就可以筛查出来。如果孩子贫血，应根据医生的建议决定是否需要服用铁补充剂，同时注意饮食中补充富含铁的食物。

○○○ 儿童缺铁性贫血的症状

当看到一个孩子小脸红扑扑的，人们很容易断定这个孩子的营养不错；而一个孩子脸色蜡黄或面无血色，恐怕就会让人心生疑惑：这孩子怎么了？

血红蛋白是血液中负责运输氧气的重要物质，铁则是合成血红蛋白的关键原料。红细胞携带氧气的功能，就是通过血红蛋白中的铁元素实现的。血液运输到全身各处，也把氧气带到全身各处，投入到生机勃勃的身体功能运转中。

一旦铁缺乏，血红蛋白合成不足，就会导致血液中的红细胞数量变少，血红蛋白浓度变低，缺铁性贫血就产生了。贫血常见的症状有疲乏无力、体力下降、畏寒怕冷、皮肤干燥、头发枯黄等，贫血的症状在脸上就能看出端倪，比如眼睑、口唇发白，面色苍白等。

● 小贴士

我们的血液为什么是红色的？因为血液红细胞中的血红蛋白的核心营养素——铁——是红色的。

○○○ 补铁首选"铁三角"——瘦肉、动物肝脏和动物血

补铁"铁三角"的共性是含铁量很高，而且所含的铁大都是血红素铁。血红素铁的吸收几乎不受其他膳食干扰，故吸收率较高。

肝脏是合成铁蛋白、运铁蛋白和储存铁的重要器官，所以动物的肝脏是铁含量非常丰富的食材，例如，猪肝含铁量为 23.2 毫克 /100 克，羊肝含铁量为 7.5 毫克 /100 克，鸡肝含铁量为 9.6 毫克 /100 克。

动物血液中含铁量高是显而易见的，常见的动物血食材如鸭血（白鸭）含铁量为 30.5 毫克 /100 克，猪血含铁量为 8.7 毫克 /100 克，羊血含铁量为 18.3 毫克 /100 克。

红肉（猪肉、牛肉、羊肉）中的瘦肉也是含铁量比较高的食材，瘦猪肉含铁量为 3.2 毫克 /100 克，牛里脊肉含铁量为 4.4 毫克 /100 克，山羊肉含铁量为 13.7 毫克 /100 克。虽然这些瘦肉含铁量整体不如肝脏和动物血，但肉类中含有的肉因子可以促进非血红素铁的吸收，发挥了"1+1>2"的作用，补铁的同时还可以帮助提高其他食材的补铁效率。再加上肉

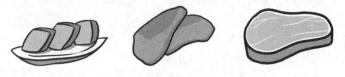

补血"铁三角"：动物血＋动物肝脏＋瘦肉

类是我们每天都可以吃的常规食材，因此瘦肉理所应当排在补铁食材的首位。建议每天给孩子吃一块手掌心大小（50 克左右）的瘦肉。

推荐的补铁食材有猪肝、羊肝、羊血、猪血、猪里脊肉、羊肉、牛腱子、牛里脊等。

○○○ 补铁，水产类食物也值得推荐

水产类食物整体上含铁量没有"铁三角"那么优秀，但鱼虾蟹贝等水产类的铁吸收率也很好，例如，鱼的铁吸收率为 11%。而且有一些水产类的食材铁含量非常丰富，例如，蛏子的含铁量高达 33.6 毫克 /100 克，大闸蟹肉的含铁量高达 33.4 克 /100 克，扇贝含铁量

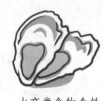

水产类食物含铁
也很丰富

也有 7.2 毫克 /100 克，这些都是儿童喜欢的食材，值得推荐。另外，鱼虾等水产类的肌纤维比较短，蛋白质更容易消化吸收，比较适合儿童。下表中推荐了一些含铁丰富的水产类食物。

部分富含铁的水产类食物（毫克 /100 克可食部）

食物名称	含量	食物名称	含量	食物名称	含量
蟹膏	37.3	田螺	19.7	河虾	4
蟹肉（大闸蟹，母，蒸食）	33.4	文蛤（鲜）	17.7	扇贝	7.2
蟹肉（大闸蟹，公，蒸食）	30.2	蛏子	33.6	海虾	3
蝲蛄（大头虾）	14.5	鲍鱼	22.6	泥鳅	2.9
牡蛎（海蛎子）	7.1	金枪鱼肉	3.6	鲅鱼	2.54

○○○ 这样选主食和蔬果也可以补铁

植物性食物中的铁为非血红素铁，吸收率比较低，例如，大米的铁吸收率为 1%，莴苣为 4%，因此，不把它们作为纠正贫血的首选食物。但考虑到蔬菜和主食的摄入量比较大，而且维生素 C 有利于非血红素铁的吸收，所以日常烹饪中如果能多摄入富含铁和维生素 C 的粗粮、蔬菜及水果，对于纠正贫血也有一定的作用。

部分含铁丰富的粗粮（毫克 /100 克可食部）

食物名称	含量	食物名称	含量	食物名称	含量
青稞	40.7	小米面	6.1	黑大麦	6.5
荞麦（带皮）	10.1	大黄米	5.7	高粱米	6.3
麸皮	9.9	小米	5.1	薏米	3.6
荞麦面	7	莜麦面	3.8	藜麦	3.4

部分含铁丰富的蔬果（毫克 /100 克可食部）

食物名称	含量	食物名称	含量	食物名称	含量
水芹菜	6.9	韭薹	4.2	木耳（水发）	5.5
油菜（黑）	5.9	荠菜	5.4	豌豆尖	5.1
刀豆	4.6	蒜薹	4.2	乌塌菜	3.0
苋菜（绿,鲜）	2.9	黄蘑（干）	51.3	榛蘑（水发）	7.4
草莓	1.8	黑醋栗（黑加仑）	1.5	百香果	1.6
芦橘	1.3	枇杷	1.1	库尔勒香梨	1.2

部分富含维生素 C 的蔬果（毫克 /100 克可食部）

食物名称	含量	食物名称	含量	食物名称	含量
豌豆苗	67	辣椒（青椒、尖椒）	62	甜椒	72
苜蓿	118	苋菜（绿）	47	西蓝花	51
芦笋	45	西洋菜	52	芥蓝	76
枣（鲜）	243	草莓	47	橙	33
沙棘	204	中华猕猴桃	62	番石榴	68

○○○ 铁营养强化剂——加铁酱油

烹饪时使用加铁酱油替代普通酱油，可以变相增加铁的摄入，也是解决儿童贫血问题的有效途径之一。

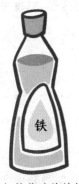

加铁酱油的补铁
效果显著

加铁酱油进行了铁的营养强化，在酱油中添加了 NaFeEDTA（乙二胺四乙酸铁钠）。这种铁强化剂没有特殊味道，并且可以与酱油很好地融合，也不会发生沉淀，无论口感和色泽都跟普通酱油没有差别，很适合家庭烹饪使用。

加铁酱油的补铁效果非常显著，有一项针对北京市 1～16 岁儿童进行的 8 个月铁强化酱油干预试验发现，干预后能显著提高儿童的基本认知能力、知觉速度、心算效率和记忆力。

·小贴士

食物营养强化是根据不同人群的营养需要，向食物中添加天然的或人工合成的营养素和其他营养成分，以提高食品的营养价值，使之更适合人类营养需要的一种食品深加工方法。

○○○ 补铁误区

蛋类

同样是动物性食物，蛋类的含铁量不算低，例如，鸡蛋的含铁量为 1.6 毫克 /100 克。但由于蛋中的铁元素与卵黄高磷蛋白结合，导致鸡蛋中铁的吸收率（3%）很低，所以蛋类不是补铁食物。

奶类

铁元素很难通过乳腺，因此奶类普遍含铁量很低，甚至可以说是贫铁食物，每 100 克牛奶中仅含铁 0.3 毫克左右。动物实验中建立贫血模型，就是只给实验中的小白鼠喂食牛奶，喂养一段时间，小白鼠就会贫血。6 个月左右的婴儿特别容易贫血，主要是因为母乳中铁含量很低，而在胎儿期储存的铁也消耗殆尽，必须通过添加辅食获得铁的补充。

菠菜

菠菜补铁是个美丽的误会。1870 年，德国一位叫沃尔夫（Wolf）的科学家测算出菠菜含铁量极高，断言其铁的价值可以与红肉相当，这在当时是非常轰动的重大发现。可实际上科学家在计算的时候犯了一个低级错误，他把小数点向右点错了一位。不过，这个错误一直到 1937 年才被另一位科学家纠正，可纠错的声音远没有最初发布错误结论时造成的影响大，直到今天还有很多人坚信菠菜可以补血。

从数据上看，每100克菠菜的含铁量为2.9毫克，并不算突出。不过菠菜的钙、维生素C、钾、胡萝卜素的含量都很高。总体来说，菠菜还是很值得推荐的蔬菜。

大枣

不是所有的红色食物都富含铁。大枣的铁含量为2.3毫克/100克，含铁量并不高，而且大枣中所含的铁是非血红素铁，吸收率很低，总体上并没有优势。同时，大枣的能量很高，每100克大枣的能量为276千卡，是等量米饭能量的两倍多，毫不夸张地说，吃一口干大枣相当于吃两口米饭，而且一天吃两颗大枣也就大约20克，更不可能起到补铁的作用。

现在大家应该都明白了吧？铁的最好食物来源是瘦肉、动物肝脏、动物血，其次是鱼虾蟹贝等水产类，最后是含铁和维生素C都比较丰富的蔬菜和水果。

• 小贴士

如果孩子确诊为缺铁性贫血，应及时遵医嘱服用补铁的药物，尽快纠正贫血。并且服用一段时间补铁药物后要按时复查贫血情况是否改善。

过量服用铁剂有中毒的风险，具体补铁疗程要遵医嘱，切记不要盲目给孩子补充，否则会引起肝脏损伤，还可能造成肝纤维化、肝硬化、肝细胞瘤等。

○○○ 适合儿童的补血营养餐

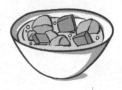

· 鸭血油豆腐汤 ·

食材：

鸭血
80 克

油豆腐
30 克

调味品：

橄榄油 5 克，少量葱碎，盐、蚝油各适量。

步骤：

① 锅中放水，水开后放入切好的鸭血丁，水再次
　烧开后捞出鸭血。

② 热锅中倒入 5 克橄榄油，油温热后放入葱碎，
　炒香。

③ 倒入鸭血，翻炒几下倒入适量的开水（或者高汤）。

④ 汤烧开后依次倒入适量的盐、蚝油，搅拌片刻，
　放入油豆腐。

⑤ 油豆腐煮软后即可出锅。

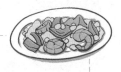

• 豌豆玉米彩椒炒虾仁 •

食材：

　　　　　　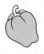

虾仁	豌豆	玉米粒	彩椒
50 克	20 克	30 克	70 克

调味品：

橄榄油 5 克，盐适量。

步骤：

① 锅中放水，水烧开之后先下入彩椒焯水，1 分钟左右捞出。再放入豌豆，豌豆皮微微变皱之后捞出。最后放入玉米粒，由于市售玉米粒大都是熟的，过一下开水即可捞出。

② 虾仁开背去虾线，然后放入开水中焯水，待虾仁变色后即可捞出。

③ 另起锅，倒入 5 克橄榄油，加入虾仁翻炒，之后依次倒入彩椒、豌豆和玉米粒，翻炒至出香味。

④ 出锅前加入少量盐，翻炒均匀后即可出锅。

附录：

○○○ 儿童青少年生长发育曲线图

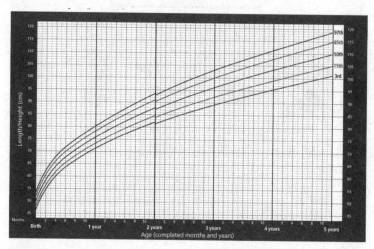

0～5岁男孩年龄别身高百分位数

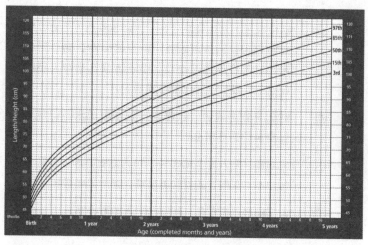

0～5岁女孩年龄别身高百分位数

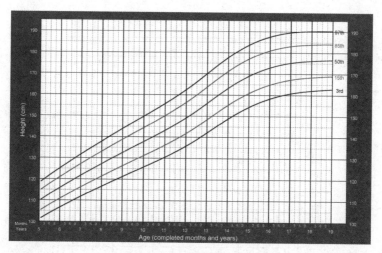

5～19岁男孩年龄别身高百分位数

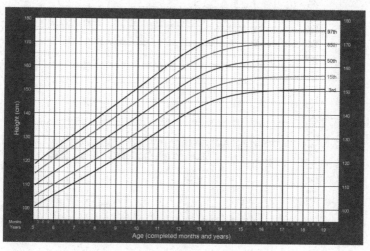

5～19岁女孩年龄别身高百分位数

21天儿童饮食好习惯打卡表（适用于偏胖的孩子）

序号	打卡内容	分值	D1	D2	D3	D4	D5	D6	D7	D8	D9	D10	D11	D12	D13	D14	D15	D16	D17	D18	D19	D20	D21
1	今天吃粗粮了	1																					
2	今天喝牛奶了	1																					
3	每餐先吃蔬菜																						
4	今天没有"打扫"剩菜剩饭	1																					
5	今天没吃垃圾零食（油炸食品、雪糕、饮料、薯片等）	1																					
6	吃饭专注不走神	1																					
7	今天喝了1000毫升以上的水	1																					
8	吃饭用时20分钟	1																					
9	晚上10点之前睡觉	1																					
10	今天运动了	1																					
汇总	今天做到几个好习惯（填写数字）																						

注：家长不必为孩子设置分值目标，根据孩子的实际情况尽10分努力，争取早日养成良好的饮食习惯

21天儿童饮食好习惯打卡表（适用于偏瘦的孩子）

序号	打卡内容	分值	D1	D2	D3	D4	D5	D6	D7	D8	D9	D10	D11	D12	D13	D14	D15	D16	D17	D18	D19	D20	D21
1	每餐吃够1碗饭	1																					
2	今天的饭菜吃光光	1																					
3	今天吃粗粮了	1																					
4	吃饭用时20分钟	1																					
5	今天喝牛奶了	1																					
6	吃饭专注不走神	1																					
7	今天心情愉快	1																					
8	今天运动了	1																					
9	今天喝了1000毫升以上的水	1																					
10	晚上10点之前睡觉	1																					
汇总（今天做到几个好习惯，填写数字）																							

注：家长不必为孩子设置分值目标，根据孩子的实际情况10分努力，争取早日养成良好的饮食习惯

减重食材和菜肴推荐

食材类别	食材名称	推荐菜肴
粗粮	红豆、绿豆、白扁豆、蚕豆、红腰豆、藜麦、鹰嘴豆、荞麦、玉米、燕麦、薏米、黄米、黑米、糙米、高粱米、红薯、芋头、紫薯等	藜麦饭、红豆饭、燕麦饭、煮玉米、红薯饭、紫薯饼、鸡蛋饼等
蔬菜	小油菜、西蓝花、乌塌菜、红薯叶、莜麦菜、奶油生菜、球生菜、菜心、小白菜、空心菜、大白菜、娃娃菜、番茄、黄瓜、西芹、西葫芦、鸡毛菜、黄蘑、香菇、金针菇、木耳、杏鲍菇等	木耳炒菜心、豆角肉末烩面、西蓝花炒口蘑、蒜蓉炒油菜（各种蔬菜均可）、西芹百合、芝麻拌菠菜、西葫芦鸡蛋饼、芦笋炒虾仁、南瓜虾仁彩椒盏等
蛋白质类	猪里脊、牛里脊、牛腱子、牛柳、羊肉、山羊肉、猪血、羊血、鸡胸肉、蛤蜊、蚬子、虾、鱿鱼、生蚝、扇贝、蟹、罗非鱼、三文鱼、鲢鱼、带鱼、黄花鱼、鳕鱼等	鳕鱼三明治、彩蔬牛肉卷、番茄鳕鱼锅、蛤蜊炖蛋、圆生菜煨鲍鱼、清蒸鲈鱼、芥蓝炒虾仁、带鱼炖茼蒿、虾仁胡萝卜豌豆饼、炖小黄花鱼、虾仁蒸蛋、彩椒牛柳、甜椒炒鸡丁等
水果	草莓、橙子、苹果、梨、白兰瓜、香瓜、杨梅、阳桃、葡萄柚、西柚、哈密瓜、杧果、李子、杏、葡萄、桃、橘子等	

减肥食谱示范（6 ～ 10 岁儿童）

餐次	序号	名称	主要食材	调味料
早餐	①	鸡蛋蔬菜饼	鸡蛋 1 枚、面粉 50 克、荠菜 50 克、胡萝卜 50 克、牛奶适量、玉米油 3 克	全天 4 克盐
早餐	②	牛奶	一盒牛奶（250 克）	全天 4 克盐
午餐	③	红薯杂粮饭	红薯 25 克、玉米糁 20 克、大米 20 克 ~ 40 克	全天 4 克盐
午餐	④	炒双花	里脊肉 40 克、西蓝花 50 克、有机菜花 50 克、橄榄油 5 克	全天 4 克盐
午餐	⑤	五彩豆腐卷	千张 50 克、金针菇 40 克、黄瓜 40 克、玉米油 4 克	全天 4 克盐
加餐	⑥	橘子	拳头大小的橘子 1 个（200 克左右）	全天 4 克盐
晚餐	⑦	彩虹米饭	三色藜麦 25 克、大米 25 克 ~ 50 克	全天 4 克盐
晚餐	⑧	带鱼炖茼蒿	带鱼 60 克、茼蒿 80 克、香菇 2 朵、橄榄油 6 克	全天 4 克盐

说明：

1. 以上食材除牛奶、千张外均为食物生重（烹调前重量）。

2. 大米、藜麦、玉米糁均为烹煮前的生重。因同一年龄段中饮食差距主要体现在主食上，所以大米的重量是一个范围值，可适当调整。

3. 蔬菜重量均为净重，带鱼重量包括鱼刺的重量。

增重食材和菜肴推荐

食材类别	推荐菜肴
主食	香蕉奶酪吐司饼、太阳蛋烤吐司、菠萝三文鱼炒饭、土豆排骨焖饭、鸡翅包饭、番茄肉酱意面、三文鱼意面、比萨、菌菇肉丝面、煎饺、水饺、包子、鲜肉小馄饨、鸡蛋灌饼等
畜禽肉类	红烧鸡翅、蜜汁鸡翅、酱鸡腿、鸡肉炖土豆、土豆炖牛肉、排骨炖土豆、土豆丝炒肉、丝瓜酿肉、红烧排骨、厚蛋烧肉卷、珍珠丸子、板栗烧牛肉等
鱼虾蟹贝类	煎三文鱼、茄汁大虾、芝士焗大虾、番茄鳕鱼锅等

注：对于需要增重的儿童来说，几乎没有不适合的食材，最重要的是选用合适的烹饪方法，少喝粥和汤，利用有限的胃容量多摄入能量和营养素是关键。

增重食谱示范（6 ~ 10 岁儿童）

餐次	序号	名称	主要食材	调味料
早餐	①	香蕉奶酪吐司饼	两片吐司面包（80 克）、去皮香蕉 80 克、鸡蛋 1 枚、奶酪 1 片（15 克）、橄榄油 3 克	全天 4 克盐
	②	牛奶	1 盒牛奶（250 克）	
加餐	③	坚果	核桃仁 10 克	
午餐	④	二米饭	小米 25 克、大米 25 克 ~ 50 克	
	⑤	带鱼炖茼蒿	带鱼 80 克、茼蒿 50 克、香菇 2 朵、橄榄油 6 克	
	⑥	土豆丝香芹炒香干	香干 50 克、土豆丝 30 克、西芹 60 克、玉米油 4 克	
加餐	⑦	蓝莓	蓝莓 100 克	
	⑧	酸奶	150 克	
晚餐	⑨	番茄肉酱意面	意面 50 克 ~ 75 克、猪肉馅 40 克、番茄 80 克、洋葱 50 克、橄榄油 8 克、番茄酱 15 克	

说明：

1. 以上食材除牛奶、酸奶、香干、奶酪、面包外均为食物生重（烹调前重量）。

2. 大米、小米、意面均为烹煮前的生重。因同一年龄段中饮食差距主要体现在主食上，所以大米的重量是一个范围值，可适当调整。

3. 蔬菜重量均为净重，带鱼重量包括鱼刺的重量。

高钙食材和菜肴推荐

食材类别	食材名称	推荐菜肴
奶类	牛奶、酸奶、奶酪、奶粉	酸奶燕麦杯、酸奶水果杯、炒牛奶、香蕉奶酪吐司卷
豆制品	豆腐干、豆腐、素鸡、千张等	西芹白豆腐干、锅塌豆腐、青椒豆腐丝、韭菜炒豆干、虾仁豆腐、牡蛎炖豆腐
蔬菜	荠菜、萝卜缨、芥菜（雪里蕻）、乌塌菜、红薯叶、菜心、茴香、小油菜、枸杞叶、小白菜、空心菜、芹菜茎、鸡毛菜等	南乳空心菜、蒜蓉小油菜、白灼菜心、芹菜牛肉丝、猪肉西芹水饺、小白菜炖排骨
鱼虾蟹贝类	带鱼、河虾、泥鳅、鲍鱼、海蟹、小黄花鱼、蛤蜊、海虾、扇贝、鲈鱼、牡蛎（海蛎子）、鲽鱼等	花蛤小白菜疙瘩汤、蛤蜊炖蛋、圆生菜煨鲍鱼、清蒸鲈鱼、芥蓝炒虾仁、带鱼炖茼蒿、玉米香菇虾肉饺、虾仁韭菜水饺、虾仁胡萝卜豌豆饼、炖小黄花鱼、芹菜腰果炒虾仁、虾仁蒸蛋、茄汁大虾、芝士焗大虾
坚果	榛子	

长高食谱示范（6 ～ 10 岁儿童）

餐次	序号	名称	主要食材	调味料
早餐	①	酸奶燕麦水果杯	即食燕麦片 50 克、酸奶 150 克、去皮香蕉 100 克	全天 4 克盐
	②	煎鸡蛋	鸡蛋 1 枚、橄榄油 3 克	
加餐	③	坚果	榛子仁 10 克	
午餐	④	二米饭	小米 25 克、大米 25 克 ~ 50 克	
	⑤	牡蛎炖豆腐	牡蛎 50 克、豆腐 80 克、玉米油 5 克	
	⑥	白灼菜心	菜心 120 克、玉米油 5 克	
加餐	⑦	酸奶	酸奶 1 盒（250 克）	
	⑧	猕猴桃	猕猴桃 100 克	
晚餐	⑨	红米饭	红薯 40 克、红米 25 克、大米 25 克 ~ 50 克	
	⑩	小白菜炖排骨	猪小排（带骨）70 克、土豆 40 克、小白菜 80 克、玉米油 5 克	
	⑪	拌双花	西蓝花 40 克、有机菜花 40 克、胡萝卜 20 克、亚麻籽油 4 克	

说明：

1. 以上食材除酸奶、豆腐外均为食物生重（烹调前重量）。

2. 大米、小米、红米、燕麦片均为烹煮前的生重。因同一年龄段中饮食差距主要体现在主食上，所以大米的重量是一个范围值，可适当调整。

3. 蔬菜均为净重，牡蛎为去壳净重，猪小排为包含骨头的重量。

高纤维食材和菜肴推荐

食材类别	食材名称	推荐菜肴
粗粮	红豆、绿豆、白扁豆、蚕豆、红腰豆、藜麦、鹰嘴豆、荞麦、玉米、燕麦、薏米、黄米、黑米、糙米、高粱米、红薯、紫薯等	红豆饭、绿豆饭、藜麦饭、煮玉米、紫薯燕麦饼等
蔬菜	荠菜、萝卜缨、雪里蕻、乌塌菜、红薯叶、菜心、茴香、小油菜、枸杞叶、小白菜、空心菜、芹菜茎、鸡毛菜、黄蘑、榛蘑、香菇、金针菇、木耳、杏鲍菇等	芹菜胡萝卜炒香菇、芦笋虾仁炒杏鲍菇、木耳炒菜心、西蓝花炒口蘑、蒜蓉炒油菜（各种蔬菜均可）、西芹百合、芝麻拌菠菜、芦笋炒虾仁、豌豆玉米彩椒炒虾仁、南乳空心菜等
水果	苹果、梨、芭蕉、人参果、无花果、番石榴、桑葚、石榴、库尔勒香梨、猕猴桃、蓝莓等	
坚果	杏仁、巴旦木、榛子、松子、核桃、腰果等	

高纤维食谱示范（6～10岁儿童）

餐次	序号	名称	主要食材	调味料
早餐	①	紫薯燕麦饼	紫薯 50 克、即食燕麦片 50 克、牛奶适量、玉米油 3 克	全天 4 克盐
	②	鸡蛋拌菠菜	鸡蛋 1 枚、菠菜 80 克、玉米油 3 克	
	③	酸奶	酸奶一盒（250 克）	
加餐	④	坚果	核桃仁 10 克	
午餐	⑤	红豆饭	红豆 25 克、大米 25 克～50 克	
	⑥	杏鲍菇炒肉	杏鲍菇 80 克、猪里脊肉 40 克、玉米油 5 克	
	⑦	西蓝花豆腐干炒口蘑	西蓝花 70 克、豆腐干 40 克、口蘑 30 克、橄榄油 5 克	
加餐	⑧	猕猴桃	猕猴桃 200 克	
晚餐	⑨	藜麦饭	藜麦 25 克、大米 25 克～50 克	
	⑩	白灼菜心	菜心 100 克、玉米油 3 克	
	⑪	香煎带鱼	带鱼 100 克、玉米油 5 克	

说明：

1. 以上食材除酸奶、豆腐外均为食物生重（烹调前重量）。

2. 大米、红豆、藜麦、紫薯、燕麦片均为烹煮前的生重。因同一年龄段中饮食差距主要体现在主食上，所以大米的重量是一个范围值，可适当自行调整。

3. 蔬菜均为净重，带鱼包括鱼刺重量。

补血食材和菜肴推荐

食材类别	食材名称	推荐菜肴
畜肉类	牛里脊、牛腱子、猪里脊、牛柳、羊肉、山羊肉、猪肝、羊肝、猪血、羊血等	牛肉饭、酱牛肉、熘肝尖、彩蔬牛肉卷、彩椒牛柳、珍珠丸子、板栗烧牛肉、猪肝番茄汤、彩椒牛柳、菠菜猪肝汤、土豆烧牛肉等
鱼虾蟹贝	金枪鱼、鲅鱼、鲈鱼、泥鳅、海虾、河虾、基围虾、扇贝、牡蛎（海蛎子）、鲍鱼、蟹、蛏子、文蛤、蛤蜊、蜊蛄等	蛤蜊炖蛋、圆生菜煨鲍鱼、清蒸鲈鱼、芥蓝炒虾仁、炖带鱼、虾仁胡萝卜豌豆饼、炖小黄花鱼、虾仁蒸蛋、茄汁大虾、南瓜虾仁彩椒盏、鳕鱼三明治、番茄鳕鱼锅等
禽肉类	鸡肝、鸭血、鸡肉、鸭肉、鹅肉等	鸭血豆腐汤、甜椒炒鸡丁、炖鸡肉、三杯鸡、红烧鸡翅、土豆炖鹅肉等
蔬菜	水芹菜、油菜、韭薹、木耳、荠菜、豌豆尖、蒜薹、乌塌菜、刀豆、苋菜、榛蘑、芥蓝、苜蓿、小白菜、羽衣甘蓝、彩椒、甜椒、西蓝花、西洋菜、芦笋等	蒜蓉油菜（各种蔬菜均可）、木耳炒菜心、豆角肉末烩面、西蓝花炒口蘑、西芹百合、芝麻拌菠菜、西葫芦鸡蛋饼、芦笋炒虾仁、豌豆玉米虾仁彩椒盏等
水果	草莓、芦柑、鲜枣、猕猴桃、番石榴等	
调味品	加铁酱油	

补血食谱示范（6～10岁儿童）

餐次	序号	名称	主要食材	调味料
早餐	①	馒头	全麦馒头（熟）100克	全天4克盐（可以使用一部分加铁酱油）
	②	蒜蓉油菜	油菜80克、玉米油5克	
	③	虾仁蒸蛋	鸡蛋1枚、虾仁1个、亚麻籽油2克	
	④	牛奶	牛奶一盒（200克）	
加餐	⑤	坚果	核桃仁10克	
午餐	⑥	红豆米饭	红豆15克、大米35克～60克	
	⑦	鸭血油豆腐汤	鸭血80克、油豆腐30克、橄榄油5克	
	⑧	西蓝花炒口蘑	西蓝花70克、口蘑30克、玉米油5克	
加餐	⑨	猕猴桃	猕猴桃200克	
	⑩	酸奶	酸奶100克	
晚餐	⑪	红豆米饭	红豆15克、大米35克～60克	
	⑫	豌豆玉米彩椒炒虾仁	虾仁50克、豌豆20克、玉米30克、彩椒70克、橄榄油5克	
	⑬	蒜薹炒肉	瘦肉30克、蒜薹50克、玉米油5克	

说明：

1.以上食材除酸奶、牛奶、全麦馒头、油豆腐外均为食物生重（烹调前重量）。

2.大米、红豆均为烹煮前的生重。因同一年龄段中饮食差距主要体现在主食上，所以大米的重量是一个范围值，可适当调整。

3.蔬菜均为净重，虾仁为去壳净重。

参考文献

[1] 马冠生，张娜.提高儿童青少年饮水素养加强水合状态与健康研究 [J].中国学校卫生，2020，41（3）.

[2] 华珊珊，陈立，李菲，彩虹，胡明月，李晨，李闰臣.儿童饮水现状及脱水对其认知功能影响的研究进展 [J]. Journal of Nursing Science Dec，2016，23.

[3] 张云婷，马生霞，陈畅，刘世建，张崇凡，曹振波，江帆.中国儿童青少年身体活动指南 [J].中国循证儿科杂志，2017，12（6）.

[4] 吴优，乔晓红.持续睡眠时间不足对儿童健康影响的研究进展 [J].中国学校卫生，2018，39（10）.

[5] 明星.儿童睡眠时间与肥胖或超重相关性及影响因素的研究进展 [J].上海医药，2020，41（20）.

[6] 中国疾病预防控制中心营养与健康所.中国食物成分表：第 6 版 [M].北京：北京大学医学出版社，2019.

[7] 中国营养学会.中国肥胖预防和控制蓝皮书 [M].北京：北京大学医学出版社，2019.

[8] 张晓帆，李涛，张倩.食物强化对儿童健康影响的研究进展 [J].中国食物与营养2019，2（5）.

[9] 杨月欣，葛可佑主编.中国营养科学全书：第2版 [M]. 北京：人民卫生出版社，2019.

[10] 王茂贵，王宝西.儿童便秘的基础治疗 [J].北京：实用儿科临床杂志，2006，21（7）.

[11] 中国营养学会.中国居民膳食指南：2022版 [M].北京：人民卫生出版社，2022.

[12] 中国营养学会.中国学龄儿童膳食指南：2022版 [M]. 北京：人民卫生出版社，2022.

[13]（美）弗朗西斯·显凯维奇·赛泽 (Frances Sienkiewicz Sizer),（美）埃莉诺·诺斯·惠特尼 (Eleanor Noss Whitney)主编.营养学：概念与争论：第13版 [M].北京：清华大学出版社，2017.

[14]食品安全国家标准预包装食品标签通则 GB7718-2011[S].中华人民共和国卫生部，2011.

[15]食品安全国家标准预包装食品营养标签通则 GB28050-2011[S].中华人民共和国卫生部，2011.

[16]蒲秋霞，李红伟，宏亚丽.国外布里斯托大便分类法的应用现状及其启示 [J].CHINESE NURSING RESEARCH，2019,9.

[17]儿童肥胖预防与控制指南修订委员会.儿童肥胖预防与控制指南：2021版 [M].北京：人民卫生出版社，2021.

后　记

　　从小长到大真是个不容易的过程，孩子们从蹒跚学步到一点点长大，一直在不断地学习和成长。时光转瞬即逝，一转眼，曾经的那个"小豆丁"即将打开人生的另一扇门！

　　这本书对孩子来说就像一份成长的礼物，它不会让你马上看到惊喜，而是种下一颗健康的种子。终究有一天，这颗种子会在孩子的生命里生根发芽，在不久的未来开花结果！